Eliana Rezende Adami
Cícero Andrade Urban
Waldir Souza

Impacto da espiritualidade na percepção da dor no câncer de mama

Eliana Rezende Adami
Cícero Andrade Urban
Waldir Souza

Impacto da espiritualidade na percepção da dor no câncer de mama

Avaliação da qualidade de vida e bem estar espiritual na perspectiva da bioética clínica

Novas Edições Acadêmicas

Impressum / Impressão
Bibliografische Information der Deutschen Nationalbibliothek: Die Deutsche Nationalbibliothek verzeichnet diese Publikation in der Deutschen Nationalbibliografie; detaillierte bibliografische Daten sind im Internet über http://dnb.d-nb.de abrufbar.

Informação biográfica publicada por Deutsche Nationalbibliothek: Nationalbibliothek numera essa publicação em Deutsche Nationalbibliografie; dados biográficos detalhados estão disponíveis na Internet: http://dnb.d-nb.de.

Coverbild / Imagem da capa: www.ingimage.com

Verlag / Editora:
Novas Edições Acadêmicas
ist ein Imprint der / é uma marca de
OmniScriptum GmbH & Co. KG
Heinrich-Böcking-Str. 6-8, 66121 Saarbrücken, Deutschland / Niemcy
Email / Correio eletrônico: info@nea-edicoes.com

Herstellung: siehe letzte Seite /
Publicado: veja a última página
ISBN: 978-613-0-16775-2

ELIANA REZENDE ADAMI

CÍCERO ANDRADE URBAN

WALDIR SOUZA

IMPACTO DA ESPIRITUALIDADE NA PERCEPÇÃO DA DOR NO CÂNCER DE MAMA

Ao grande Amor da Minha Vida, meu
esposo Ronaldo Lobo.
Aos meus pais, Múcio e Lêda.
Aos meus irmãos e sobrinhos.
Por todo amor, por quem sou e por tudo
o que aprendi e alcancei.

AGRADECIMENTOS

Agradeço primeiramente a Deus pela vida, possibilitando vivenciar este momento especial;

Ao grande Amor da Minha Vida, meu esposo Ronaldo Lobo, companheiro incansável de todas as horas, que esteve ao meu lado sempre sacrificando finais de semana, férias, para que pudesse estar me ajudando em tudo, me auxiliando sempre, me dando força, coragem, incentivo, orientação e muito Amor, contribuindo decisivamente para a conclusão deste trabalho;

À minha querida e amada família, meus pais Múcio e Lêda e meus irmãos Geraldo, Rosevânia, Rosemeire, Elinéia e Ilamar, por sempre torcerem por mim, mesmo estando longe;

Aos meus queridos e amados sobrinhos Pedro Henrique, Maysa, Thays, Alice, Bárbara, Mateus, Bianca, Davi e Gabriela que sempre me deram forças com seus sorrisos e carinho;

Ao orientador professor Dr. Waldir Souza, pela confiança, incentivo e valiosa orientação e pela oportunidade na execução deste trabalho;

Ao professor Dr. Cícero Andrade Urban pela coorientação, tornando possível a viabilização e realização desse trabalho cedendo sua clínica e disponibilizando suas pacientes;

Aos professores da pós-graduação em Bioética pelo carinho, amizade e aprendizado;

À Sandra secretária que sempre me auxiliou em tudo que precisei;

À Elaine que cuidou do agendamento com as pacientes e o grande auxílio tornando possível a viabilidade da pesquisa;

Aos membros da banca examinadora por participarem e contribuírem para a melhoria deste trabalho;

Aos colegas de turma, principalmente a querida amiga Márcia pela amizade e companheirismo;

Aos meus amigos que sempre estiveram do meu lado, torcendo pelo meu sucesso e vitória;

A todos que participaram direta ou indiretamente na execução deste trabalho;

À PUC-PR pelo suporte financeiro;

Meu agradecimento especial às pacientes que aceitaram participar da pesquisa tornando possível a realização desse trabalho e me ensinando a desenvolver um segundo olhar sobre a vida, a dor e o processo enfrentado pelo câncer de mama.

**Extraído do Provérbios e
Cantares**

"Caminhante, são teus rastros
o caminho, e nada mais;
**caminhante, não há caminho,
faz-se caminho ao andar.**
Ao andar faz-se o caminho,
e ao olhar-se para trás
vê-se a senda que jamais
se há-de voltar a pisar.
Caminhante, não há caminho,
somente sulcos no mar."

Antônio Machado
(1875-1939)

RESUMO

O Câncer de mama causa alterações físicas, sociais, emocionais e espirituais, que geram um grande impacto na qualidade de vida, e que podem ser mensuradas por escalas de qualidade de vida, bem estar espiritual e escalas de dor. São poucos os trabalhos que tratam do tema sob a ótica da bioética estudando a influência da espiritualidade na percepção da dor. Diante do exposto o objetivo do estudo foi avaliar o impacto da espiritualidade na qualidade de vida e dor de pacientes com câncer de mama, utilizando como instrumento de medida o questionário SF-36, Escala de Bem Estar Espiritual (EBE) e Escala Visual Analógica de Dor (EVA). Para isso foi realizada uma pesquisa transversal exploratória descritiva de abordagem quantitativa em uma amostra de 50 (cinquenta) mulheres com câncer de mama submetidas à cirurgia conservadora com oncoplástica ou mastectomia com reconstrução de mama. Após análise dos aspectos do SF-36, aplicado no pré-operatório, observou-se que os domínios que obtiveram escores menores foram a saúde mental e vitalidade. Nos resultados da EBE foram encontrados 11 pacientes com escore moderado e 39 pacientes com escore alto, sendo que a maioria das pacientes apresentou um nível de bem estar espiritual elevado. Os resultados aqui demonstrados sugerem que a qualidade de vida das pacientes com câncer de mama é afetada negativamente pelos domínios saúde mental e vitalidade, os demais domínios não foram indicativos da piora da qualidade de vida. O nível de espiritualidade pode influenciar na percepção da dor, sendo que pacientes com maior nível de espiritualidade apresentaram menor percepção da dor, enquanto que os EBE moderado apresentaram maiores níveis de percepção da dor. Apesar dos efeitos devastadores produzidos pelo adoecimento e pelo tratamento, observa-se nessas mulheres uma expectativa otimista em relação ao futuro. Ao invés de reagirem com uma "entrega resignada" à situação limite imposta pela doença, a espiritualidade promove esperança, ajudando-as a reagirem às adversidades com sentimentos de luta e enfrentamento. Essa postura parece ser essencial na construção de estratégias de enfrentamento mais eficazes diante da situação de adoecimento e tratamento. Sugere-se que mais pesquisas sejam necessárias para maior entendimento das variáveis envolvendo as questões com a bioética clínica.

Palavras-chave: Câncer de Mama. Espiritualidade. Qualidade de Vida. Bioética. Saúde.

ABSTRACT

Breast Cancer causes physical, social, emotional and spiritual changes, which generate a large impact on quality of life, and that can be measured by scales of quality of life, spiritual well-being and pain scales. There are few studies dealing with the issue from the perspective of bioethics studying the influence of spirituality in pain perception. Given the above the goal of the study was to evaluate the impact of spirituality on quality of life and pain of patients with breast cancer, using as a measuring tool the SF-36 Scale Spiritual Welfare (SBS) and Visual Analog Scale of Pain (EVA). For this a descriptive exploratory cross-sectional survey with a quantitative approach was carried out in a sample of fifty (50) women with breast cancer submitted to conservative surgery with oncoplastic or mastectomy with breast reconstruction. After analyzing the aspects of the SF-36, applied preoperatively, it was observed that the areas which had lower scores were mental health and vitality. The results of SBS found 11 patients with moderate score and 39 patients with a high score, and the majority of patients had a high spiritual welfare level. The results here suggest that the quality of life of patients with breast cancer is affected negatively by domains mental health and vitality, the other domains are not indicative of the poor quality of life. The level of spirituality can influence the perception of pain, and patients with higher levels of spirituality had a lower perception of pain, while moderate EBE had higher levels of perception of pain. Despite the devastating effects produced by the illness and the treatment, it is observed in these women an optimistic expectation for the future. Rather than responding with a "delivery resigned" to the limit imposed by the disease situation, spirituality promotes hope, helping them to respond to adversity with feelings of struggle and confrontation. This attitude seems to be essential in building more effective coping strategies on the situation of illness and treatment situation. It is suggested that more research is needed to better understanding of the variables involving issues with clinical bioethics.

Keywords: Breast Cancer. Quality of Life. Bioethics. Spirituality. Health.

8

LISTA DE FIGURAS, TABELAS E GRÁFICOS

0

LISTA DE ABREVIATURAS E SIGLAS

EBE   Escala de Bem Estar Espiritual
EVA   Escala Visual Analógica de Dor
SF-36   Short Form Health Survey-36
QV   Qualidade de Vida
QVRS   Qualidade de Vida Relacionada a Saúde
CID   Classificação Internacional de Doenças
INCA   Instituto Nacional de Câncer
TCLE   Termo de Consentimento Livre e Esclarecido
DP   Desvio Padrão
EA   Esvaziamento Axilar
BLS   Biópsia de Linfonodo Sentinela
CEP   Comitê de Ética e Pesquisa
PUCPR   Pontifícia Universidade Católica do Paraná
UP   Universidade Positivo
OMS   Organização Mundial da Saúde
AE   Aspectos Emocionais
AF   Aspectos Físicos
AS   Aspectos Sociais
AVDs   Atividade da vida diária
CF   Capacidade Física
EG   Estado Geral
SM   Saúde Mental
V   Vitalidade

SUMÁRIO

INTRODUÇÃO

A presente dissertação tem como ideia principal conhecer os efeitos da espiritualidade sobre a qualidade de vida, atendimento humanizado e dor de mulheres com câncer de mama. Para isso, buscou-se entender o contexto que envolve a paciente, desde suas dúvidas, angústias, medos, insegurança e dores, considerando sua autonomia e vulnerabilidades sob um olhar bioético.

O tema da dissertação está sendo apresentado na forma de artigo, que é intitulado *Impacto da espiritualidade na qualidade de vida e na percepção da dor em mulheres com câncer de mama,* buscou contextualizar os números do câncer de mama no Brasil e no mundo, bem como, as implicações na mulher, na qual provoca alterações físicas, sociais, emocionais e espirituais, afetando a qualidade de vida.

Em uma revisão publicada pelos pesquisadores Koenig, McCullough & Larson, o "Handbook of Religion and Health", foram analisados 1.200 estudos quantitativos, sobre espiritualidade e saúde, no período entre 1972 – 2000. Em 2012, eles publicaram uma segunda edição sobre a década seguinte (período entre 2000-2010). Em 10 anos houve um acréscimo de 2.100 estudos quantitativos (Koenig; King; Carson, 2012). Pesquisas qualitativas não foram incluídas nessas duas edições. Tais estudos abrangem a relação entre espiritualidade e saúde física e mental sob os mais diversos enfoques.

Em uma busca nas bases de dados Scielo e Biblioteca Virtual em Saúde (BVS) sobre as pesquisas realizadas no Brasil focando espiritualidade e câncer de mama, utilizando as palavras espiritualidade e câncer de mama, foram encontrados mais de 1900 artigos, o interesse em pesquisar esse assunto se dá pela importância dos estudos sobre como os pacientes se utilizam da religião/espiritualidade para melhor enfrentarem processos de saúde-doença.

Apesar do interesse em se estudar espiritualidade e câncer de mama, não foi encontrado nenhum artigo que correlaciona o nível de espiritualidade com a percepção de dor em mulheres com câncer de mama no campo da bioética. Nesse contexto é necessário compreender se a espiritualidade influencia na percepção de dor no processo de câncer de mama, criando estratégias que ajudariam a mulher a enfrentá-la melhorando sua qualidade de vida sob a reflexão bioética.

Foi realizado, também, um levantamento sobre as pesquisas relacionadas à qualidade de vida de mulheres com câncer de mama, em buscas nos indexadores como PubMed, BVS, Scielo e Google Acadêmico sendo encontrado mais de um milhão de artigos, mas quando refinamos a busca dentro da bioética clínica foram encontrados raros estudos. Nenhum especificamente sobre qualidade de vida no pré-operatório sob o olhar da bioética clínica.

Diante do exposto o trabalho teve como objetivo avaliar a qualidade de vida das pacientes com câncer de mama no pré-operatórioe o impacto da espiritualidade na dor pós-operatório do câncer de mama, bem como se o atendimento humanizado pela equipe médica poderia interferir na percepção da dor no pós-operatório, para isso foi utilizado como instrumento de medida a Escala de Bem Estar Espiritual (EBE) e o SF-36 que foram aplicados no pré-operatório e Escala Visual Analógica de Dor (EVA) e o questionário de humanização, aplicados no pós-operatório.

Para atingir os objetivos foi realizada uma pesquisa transversal exploratória descritiva de abordagem quantitativa, em uma amostra de 50 (cinquenta) mulheres com câncer de mama submetidas à cirurgia conservadora com oncoplástica ou mastectomia com reconstrução de mama.

O estudo foi executado após aprovação no CEP-PUCPR, sob parecer de número 570.862, com autorização das pacientes que assinaram o TCLE (Termo de Consentimento Livre e Esclarecido).

O câncer de mama é o tipo de câncer que mais acomete as mulheres em todo o mundo, tanto em países em desenvolvimento quanto em países desenvolvidos. Para o Brasil, em 2014, foram esperados 57.120 casos novos de câncer de mama, com um risco estimado de 56,09 casos a cada 100 mil mulheres (INCA, 2014).

A qualidade de vida dessas mulheres submetidas à cirurgia oncológica fica afetada, não só devido à imagem corporal, mas também na vida sexual, limitações no trabalho, mudanças nos hábitos e atividades de vida diária. Envolve inquietações que se voltam para a mutilação, a desfiguração e suas consequências para a vida sexual. A dor da paciente oncológica vai muito além da dor física e está relacionada com a identidade feminina.

Na literatura de cuidados de pacientes oncológicos e dores crônicas os temas religiosidade e espiritualidade ganham bastante importância, por ressaltar os domínios do significado, da esperança, do amor e dos relacionamentos (Peres et al.; 2007). Avaliações espirituais se destacam para a promoção do conforto e a diminuição da dor como vontade de escutar, atenção e aceitação (Otis-Green et al.; 2002).

Dessa forma, esta dissertação não se apresenta somente como uma reprodução do que já foi dito ou escrito sobre o assunto, mas proporciona a inovação da discussão desta temática e a análise do tema sob uma perspectiva diferenciada com um olhar bioético, trazendo considerações que contribuem para a melhor qualidade de vida das pacientes com câncer de mama, valorizando-as e respeitando-as em sua dignidade, autonomia, dores e crenças.

REVISÃO BIBLIOGRÁFICA

De acordo com dados divulgados pelo Instituto Nacional de Câncer – INCA, o câncer de mama é o tipo de câncer que mais acomete as mulheres em todo o mundo, tanto em países em desenvolvimento quanto em países desenvolvidos. Cerca de 1,67 milhões de casos novos dessa neoplasia foram esperados para o ano de 2012 em todo o mundo, o que representa 25% de todos os tipos de câncer diagnosticados nas mulheres. Suas taxas de incidência variam entre as diferentes regiões do mundo, com as maiores taxas em 2012 na Europa Ocidental (96/100mil) e as menores taxas na África Central e na Ásia Oriental (27/100mil). Para o Brasil, em 2014, foram esperados 57.120 casos novos de câncer de mama, com um risco estimado de 56,09 casos a cada 100 mil mulheres. Sem considerar os tumores de pele não melanoma, esse tipo de câncer é o mais frequente nas mulheres das regiões Sudeste (71,18/100mil), Sul (70,98/100mil), Centro-Oeste (51,30/100mil) e Nordeste (36,74/100mil). Na região Norte, é o segundo tumor mais incidente (21,29/100mil) (INCA, 2014).

Embora raro, o câncer de mama acomete também os homens, representando menos de 1% do total de casos de câncer de mama. O diagnóstico é realizado através de alterações na mama, geralmente notada pelo próprio paciente, já que não existe rastreamento de câncer de mama em homens. Devido a isso, os casos de câncer de mama em homens acabam sendo diagnosticados, em média, mais tarde que em mulheres e consequentemente é realizado em estágios mais avançados da doença.

O câncer de mama em mulheres é considerado de bom prognóstico se diagnosticado e tratado oportunamente, sendo o diagnóstico no estágio avançado o principal fator que dificulta o tratamento. Em nosso país, a maioria dos casos é diagnosticada em estágios avançados (III e IV), correspondendo a cerca de 60% dos diagnósticos, por isso o número de mastectomias realizadas no Brasil é considerado alto (Makluf et al., 2006).

Em tais condições observa-se uma diminuição das chances de sobrevida, comprometimento dos resultados do tratamento e, consequentemente, perdas na qualidade de vida das pacientes (Thuler & Mendonça, 2005; INCA, 2006).

O câncer de mama é uma preocupação da Saúde Pública, sendo alvo de ações, planos e programas governamentais destinados ao controle da doença.

Assim, o presente estudo quer entrar nos debates sobre a relação entre câncer de mama, espiritualidade, qualidade de vida e dor a partir da perspectiva bioética, um lugar pouco comum às pesquisas sobre esse tema.

A reflexão sobre a contribuição da bioética aos estudos sobre câncer de mama, qualidade de vida, espiritualidade e dor terá como base Pesquisa transversal exploratória descritiva de abordagem quantitativa. Inicialmente são apresentados alguns dos principais estudos sobre câncer de mama e dor utilizando os termos espiritualidade e religiosidade relacionando tais achados à relevância do tema no âmbito da bioética clínica. Em seguida, discute-se a pesquisa realizada, e são apontadas algumas possibilidades de contribuição da espiritualidade aos estudos voltados à percepção da dor na prática do cuidado da paciente com câncer de mama, bem como as implicações bioéticas.

O CÂNCER DE MAMA

O câncer de mama é o segundo tipo de câncer mais frequente no mundo e o mais comum entre as mulheres, as quais tem apresentado sobrevida de 5 anos acima de 80%, como resultado de um diagnóstico precoce. Foi estimado que em 2015, 57.120 mulheres receberão o diagnóstico de câncer de mama no Brasil (INCA, 2014). O auto-exame de mama e a mamografia são procedimentos utilizados para o diagnóstico precoce desse tipo de câncer, sendo a mamografia o método mais sensível para a detecção de câncer de mama em estágio pré-invasivo.

O significado da mama na vida da mulher é um aspecto importante que deve ser levado em consideração. Quando ela recebe a notícia de que será necessário ser submetida a uma mastectomia "retirar a mama", a comunicação por ela recebida é a de que irá perder o "seio", lugar privilegiado das representações culturais de feminilidade, sexualidade e maternidade (Quintana et al., 1999). Por isso, podemos dizer que o câncer de mama é uma ameaça que pode abalar a identidade feminina, sentimento que fundamenta a existência da mulher. Compreender a mulher doente nesta teia de significados é importante para que o tratamento se oriente para uma mulher fragilizada em sua sexualidade, maternidade e feminilidade (Quintana et al., 1999).

Atualmente existem várias opções de tratamento para esse tipo de câncer e a sobrevida tem aumentado devido aos avanços tecnológicos para diagnóstico e tratamento. A partir do diagnóstico até a cirurgia reparadora a paciente vivencia graves consequências físicas, psicológicas e financeiras, que contribuem negativamente para sua QV. O que vem despertando o aumento de pesquisas relacionadas à qualidade de vida de mulheres com câncer de mama, podendo ser evidenciada em buscas nos indexadores como PubMed, BVS, Scielo e Google Acadêmico sendo encontrado mais de um milhão de artigos, mas quando a busca é refinada, dentro da bioética clínica, foram encontrados raros estudos e nenhum tratando especificamente da qualidade de vida no pré-operatório sob o olhar da bioética clínica.

O câncer de mama relativamente raro antes dos 35 anos, acima desta faixa etária sua incidência cresce rápida e progressivamente. Estatísticas indicam aumento de sua incidência tanto nos países desenvolvidos quanto em desenvolvimento. Segundo a Organização Mundial da Saúde (OMS), nas décadas de 60 e 70 registrou-se um aumento de 10 vezes nas taxas de incidência ajustadas por idade nos Registros de Câncer de Base Populacional de diversos continentes (INCA, 2014).

São várias as modalidades de tratamento do câncer em seus aspectos tumorais, que incluem a cirurgia, a quimioterapia, a radioterapia, a hormonioterapia, a imunoterapia e a reabilitação. Geralmente, o tratamento do câncer requer a combinação de mais de um método terapêutico, o que aumenta a possibilidade de cura, diminui as perdas anatômicas, preserva a estética e a função dos órgãos comprometidos (Ministério da Saúde/INCA, 1993). Essas modalidades de tratamento são bastante eficazes, uma vez que são capazes de controlar o tumor primário e suas complicações. No entanto, o planejamento terapêutico do paciente com câncer deve incluir um conjunto de cuidados, dos quais a conduta clínica e/ou cirúrgica é apenas uma parte. Assim, a "reabilitação tem como principal objetivo a melhoria da qualidade de vida do indivíduo. Procurando atender às necessidades específicas de cada paciente, com medidas que visem à restauração anatômica e funcional, ao suporte físico e psicológico e à paliação de sintomas" (Ministério da Saúde/INCA, 1993, 71).

Mesmo quando o tratamento permite a preservação da mama e ocorre apenas a retirada ampla do tumor, observa-se que a indicação cirúrgica causa medos e crises nas doentes. "No imaginário social, a mama costuma ser associada a atos prazerosos – como amamentar, seduzir e acariciar, não estando associado à ideia de ser objeto de uma intervenção dolorosa, ainda que necessária" (Gomes et al., 2002, p. 200-201).

Em relação à maternidade, para a mulher em idade fértil, o seio representa a nutrição física que a mãe proporciona ao seu filho, as trocas simbólicas e afetivas entre ambos e a nutrição psíquica mãe-filho que alimenta e exercita as várias possibilidades de maternagem da mulher vida afora. Sobre isso existe toda uma construção teórica e prática em psicologia e em psicanálise que enfatiza o seio como objeto pelo qual a mãe estabelece contato com seu filho e lhe proporciona não só o alimento, mas também o prazer e o acolhimento. Ter o seio mutilado pode significar, para muitas mulheres, a impossibilidade de continuar sendo acolhedora e nutridora de seus entes queridos. Atualmente, em nossa cultura, essa valorização está voltada ao seu significado de feminilidade. Ele é fortemente explorado como ícone de apelo sexual, ideia que é reforçada pela mídia.

Frente a essa realidade, a mulher com câncer de mama sente-se vulnerável e fragilizada com a experiência de sentir-se mulher, uma vez que seu seio foi atingido pela doença. Durante o tratamento quimioterápico, radioterápico e hormonioterápico, podem ocorrer, entre outros efeitos, náuseas, vômitos, fadiga, disfunção cognitiva, alopécia, ganho de peso, palidez, menopausa induzida, diminuição da lubrificação vaginal e excitação, redução do desejo sexual, dispaureunia e anorgasmia. O impacto que o câncer de mama provoca na vida da mulher é significante, pois, além de alterações funcionais impostas pela doença, dor e seu tratamento, ocorrem também mudanças de ordem psíquica, social e econômica.

Tornando da mais alta prioridade compreender e monitorar as sequelas agudas e de longo prazo do tratamento (Harrington et al., 2010; Gansz et al., 2011; Richards et al., 2011). Sintomas adversos dolorosos podem durar por muitos anos após a cirurgia de câncer de mama, impactando a qualidade de vida pós-operatória (Macdonald et al., 2005; Gartner et al., 2009; Peuckmann et al., 2009; Anderson et al., 2011).

Considerando a vulnerabilidade da mulher com câncer de mama e para entender suas aflições, conflitos, dores e expectativas torna-se necessário compreender os aspectos físicos, sociais e psicológicos envolvidos para que se possa contribuir para qualidade de vida dessas pacientes.

QUALIDADE DE VIDA

A qualidade de vida (QV) se apoia na compreensão das necessidades humanas fundamentais, materiais e espirituais, e tem no conceito de promoção de saúde seu foco mais relevante (Minayo, 2000).

Saúde é definida como estado de completo bem-estar físico, mental e social e não somente pela ausência de doença ou enfermidade (OMS, 1946). Posteriormente, saúde passou a integrar a dimensão espiritual no conceito multidimensional, remetendo às questões, como significado e sentido da vida, e não se limitando a qualquer tipo específico de crença ou prática religiosa (OMS, 1988). Para a OMS, espiritualidade é o conjunto de todas as emoções e convicções de natureza não material, com a suposição de que há mais no viver do que pode ser percebido ou plenamente compreendido (Volcan, Sousa, Mari, & Lessa, 2003, Oliveira & Junges, 2013).

Atualmente, o conceito tornou-se mais abrangente e passou a ser denominado qualidade de vida relacionada à saúde (QVRS) (Pompeu; Meneses, 2008). A QVRS refere-se à percepção que o indivíduo possui em relação à sua doença e seus efeitos na própria vida, incluindo a satisfação pessoal associada ao seu bem estar físico, funcional, emocional e social (Lana et al, 2007).

O câncer da mama tem um profundo impacto psicossocial nas mulheres por ele afetadas, assim como e em seus familiares (Almeida, 2001). Essas mulheres experimentam, pré-conceitos, medo da morte, sofrimento da mutilação, receio do surgimento do linfedema e, até mesmo, sentimentos de desvalorização social (Bergamasco & Angelo, 2001). Esses aspectos afetam a QV das mulheres com câncer de mama.

Assim, o presente estudo quer entrar nos debates sobre a relação entre câncer de mama e qualidade de vida a partir da perspectiva bioética.

O conceito de qualidade de vida (QV) é bastante complexo e, em geral, a saúde é aceita como parte essencial desta, que engloba um conceito multidimensional que reflete a avaliação subjetiva de satisfação pessoal em relação ao bem-estar físico, funcional, emocional e social (Pompeu; Meneses, 2008). A qualidade de vida (QV) pode ser entendida como a maneira pela qual o indivíduo interage (com sua individualidade e subjetividade) com o mundo externo; portanto, a maneira como o sujeito é influenciado e influencia o meio. Desta afirmativa, tem-se a qualidade de vida como o equilíbrio entre as forças internas e externas (Goulart & Sampaio, 2004).

Seis grandes vertentes convergiram para o desenvolvimento do conceito de Qualidade de Vida (QV): 1) os estudos de base epidemiológica sobre felicidade e bem-estar; 2) a busca de indicadores sociais; 3) a insuficiência das medidas objetivas de desfecho em saúde; 4) a "satisfação do cliente"; 5) o movimento de humanização da medicina; e, 6) a psicologia positiva (Seligman, et al., 2000). Esta última insere-se na atual tendência para o desenvolvimento da pesquisa dos aspectos positivos da experiência humana, e a pesquisa em QV está em sintonia com a busca de estudar variáveis positivas da vida humana.

A avaliação da qualidade de vida considera a percepção subjetiva do paciente como passo importante em direção a uma abordagem mais abrangente e humanista para o tratamento do câncer. Esta tendência é bem documentada na literatura, devido ao aumento do número de estudos de câncer da mama que registram resultados de avaliação de qualidade de vida (Mosconi, et al.; 2001).

Estudos prospectivos que avaliaram a qualidade de vida de mulheres submetidas à mastectomia demonstraram que elas sentiram piora não só na imagem corporal, mas também na vida sexual, limitações no trabalho e até mesmo mudanças nos hábitos e atividades de vida diária (Engel et al., 2004; Ganz et al., 2004).

Outros estudos demonstraram redução da qualidade de vida nos domínios emocional, social e sexual não somente no período de um a dois anos após o tratamento inicial, mas também após cinco anos. Sugerem, por isso, que o cuidado psico-oncológico oferecido às pacientes deve ser mantido mesmo após o término do tratamento clínico (Holsner et al., 2001).

BIOÉTICA CLÍNICA E CÂNCER DE MAMA

A bioética clínica é um dos ramos mais complexos e desafiadores da bioética. Requer conhecimentos tanto da arte médica, quanto de conceitos jurídicos e científicos. O rápido progresso científico e tecnológico tornou esta interação indispensável ao exercício da medicina (Urban, 2003).

A bioética clínica proporciona reflexão sobre o papel do profissional de saúde no atendimento realizado no ambiente hospitalar, tendo como meta transmitir informações aos profissionais sobre os cuidados de saúde de uma maneira mais clara e humanizada, e assim levar o bem-estar a todos.

O câncer de mama se enquadra em uma das poucas doenças que agregam enorme complexidade do ponto de vista cientifico, psicológico, terapêutico, ético e social. O profissional que atua nessa área confronta-se diariamente com situações clínicas difíceis, onde apenas o conhecimento teório-científico não é suficiente para definir a melhor conduta e resposta para cada paciente na sua individualidade. As decisões clínicas nesta área necessitam de um aprofundamento ético maior (Urban, 2003).

São vários os problemas e dilemas encontrados, como: diagnóstico pré-natal de suscetibilidade genética, testes genéticos em famílias de risco, câncer de mama na gestação, pacientes terminais, autonomia do paciente, autonomia do médico, erro médico, processos éticos profissionais, uso de informações privadas dos pacientes por empresas e seguros de saúde, pesquisa com seres humanos, a bioética atua estabelecendo diálogo entre a ética e o direito (Urban, 2003).

O paciente, em condições normais, deve ter sua autonomia respeitada. E respeitar o paciente em sua autonomia significa informá-lo, em linguagem acessível, sobre todas as alternativas existentes (baseando-se em evidências cientificas claras), riscos e benefícios de cada intervento e também das suas conseqüências físicas, emocionais e econômicas.

Um dos grandes desafios da saúde pública no Brasil é o diagnóstico precoce do câncer de mama. Não apenas do ponto de vista econômico, mas principalmente sob o enfoque da Ética e da Bioética. A preocupação e o respeito com a dignidade de mulheres que estão morrendo de câncer de mama por não terem tido acesso à informação e ao diagnóstico em uma fase curável, deverá entrar na pauta como prioridade na saúde publica nacional (Urban, 2003).

Adoção de Humanização como política de saúde com base legal e ética possui um papel fundamental no processo de humanização. Com a proposta de melhorar a qualidade do atendimento do paciente e nos hospitais, percebemos que estas atividades requerem tempo e conscientização tanto dos profissionais como do governo e pessoas envolvidas no sistema de saúde. A Bioética Clínica humanizada surge com o papel de resgatar o ser humano para além de sua dimensão físico-biológica e situá-lo num contexto maior de sentido e significado nas suas dimensões psíquicas e sociais.

A bioética constitui uma nova perspectiva, uma área de troca de saberes reflexiva às grandes mudanças efetuadas nas últimas décadas, na área da biologia e da medicina. A bioética não tem por objetivo punir, mas apontar caminhos, não se preocupa somente com os temas clássicos da moral e da ética médica, mas abarca a ética médica e não se limita a ela. Preocupa-se com a ética em relação à vida como um todo. A bioética clínica combina o conhecimento técnico-científico das ciências biomédicas com o conhecimento filosófico. Ela surge para resgatar os aspectos humanos da arte da medicina, muitas vezes esquecidos pelo desenvolvimento tecnológico. Pela reflexão bioética, o ser humano do século XXI poderá caminhar para o desenvolvimento da ciência biomédica no sentido de exaltar o ser humano e não ao contrário, tornando-o um objeto. Conseguindo assim colocar o ser humano em evidência respeitando-o como ser integral e tratando-o de forma humanizada.

HUMANIZAÇÃO NOS CUIDADOS ÀS PACIENTES COM O CÂNCER DE MAMA

O contato direto com seres humanos coloca o profissional de saúde diante de sua própria vida, saúde ou doença, dos próprios conflitos e frustrações. Se ele não tomar contato com esses fenômenos, correrá o risco de desenvolver mecanismos rígidos de defesa que podem prejudicá-lo tanto no âmbito profissional quanto no pessoal, como também este profissional da saúde, ao entrar em contato com os seres humanos, pode utilizar o distanciamento como mecanismo de defesa.

Muitos profissionais de saúde submetem-se, em sua atividade, a tensões provenientes de várias fontes: contato frequente com a dor e o sofrimento e com pacientes terminais, receio de cometer erros, relações com pacientes difíceis. Sendo assim, cuidar de quem cuida é condição suficiente para desenvolver projetos de ações em prol da humanização da assistência.

A humanização é um processo amplo, demorado e complexo, ao qual se oferecem resistências, pois envolve mudanças de comportamento, que sempre despertam insegurança. Os padrões conhecidos parecem mais seguros; além disso, os novos não estão prontos nem em decretos nem em livros, não tendo características generalizáveis, pois cada profissional, cada equipe, cada instituição terá seu processo singular de humanização (Martins, 2001).

Com o passar dos anos, devido à necessidade de mudança nas políticas de saúde, muitos projetos de humanização vêm sendo desenvolvidos em áreas específicas da assistência, como na saúde da mulher, na humanização do parto e na saúde da criança com o projeto mãe-canguru, para recém nascidos de baixo peso.

Desse modo, a teia inter-relacional, ou seja, o conjunto das relações que se estabelecem nas instituições – como profissional-paciente, recepção-paciente, profissional-equipe, profissional-instituição e outros, necessitam da humanização (Martins, 2001).

A humanização deve caminhar cada vez mais, para se constituir como vertente orgânica do sistema clínico de saúde. Como política ela deve traduzir princípios e modos de operar no conjunto das relações entre profissionais e usuários, entre os diferentes profissionais e entre as diversas unidades e serviços de saúde.

Tomar a saúde como valor de uso é ter por padrão o vínculo com os usuários, garantindo direitos a eles e aos seus familiares; é estimular que os usuários se coloquem como protagonistas do sistema de saúde; mas é também para os profissionais terem melhores condições de realizar seu trabalho de modo digno e criador de novas ações, possibilitando-lhes participar como co-gestores de seu processo de trabalho.

Segundo a Política Humaniza SUS, a humanização supõe troca de saberes, incluindo os usuários e sua rede social, diálogo entre os profissionais e modos de trabalhar em equipe (BRASIL, 2005). Sendo assim, a humanização pode ser entendida como estratégia de interferência no processo de produção de saúde, levando em conta que sujeitos sociais, quando mobilizados, são capazes de modificar realidades, transformando-se a si próprios neste mesmo processo. Trata-se, sobretudo, de investir na produção de um novo tipo de interação entre os sujeitos que constituem os sistemas de saúde e deles usufruem, acolhendo tais atores e formulando seu protagonismo.

Enfim, a humanização estabelece-se como construção de atitudes ético-estético-políticas em sintonia com um projeto de co-responsabilidade e qualificação dos vínculos entre os profissionais e entre estes e os usuários na produção de saúde (Freyre, 2004).

De acordo com a Política Humaniza SUS, o SUS deve ser contagiado por esta atitude humanizadora, articulando-se através deste eixo. Trata-se, sobretudo, de destacar o aspecto subjetivo presente em qualquer ação humana, em qualquer prática de saúde (BRASIL, 2005). A rede de humanização em saúde constitui uma rede de construção permanente de laços de cidadania, de um modo de olhar cada sujeito em sua especificidade, sua história de vida, mas também de olhá-lo como sujeito de um coletivo, sujeito da história de muitas vidas.

Humanizar é saber promover o bem comum acima da suscetibilidade individual ou das conveniências de um pequeno grupo (Lepargneur, 2003). Para a humanização se construir e se consolidar é necessário que o profissional de saúde mostre uma presença solidária, refletida na compreensão e no olhar sensível, aquele olhar de cuidado que desperta no ser humano sentimento de confiança e solidariedade (Pessini, 2002).

O sofrimento psicológico da mulher que passa pela circunstância de ser portadora de um câncer de mama e de ter de acolher um tratamento difícil, transcende ao sofrimento configurado pela doença em si. É um sofrimento que comporta representações e significados atribuídos à doença ao longo da história e da cultura adentrando às dimensões dos atributos do ser feminino, interferindo nas relações interpessoais, principalmente nas mais íntimas e básicas da mulher. Considerar estes aspectos nas propostas de atenção à mulher com câncer de mama é mais do que necessário, é indispensável.

A necessidade de humanização no atendimento pelos profissionais de saúde é de extrema importância uma vez que aproxima a questão da dor e do sofrimento respeitando o ser humano em sua dignidade. Desse modo, torna-se necessário a inclusão nos currículos acadêmicos de uma fundamentação antropológica e de humanização, ou seja, competências para formar profissionais capazes de contribuir para o bem-estar físico, psíquico e social dos doentes (Carvalho, 1999).

A humanização, nos atendimentos hospitalares e estabelecimentos de saúde, é de extrema importância para os enfermos que a partir de um atendimento personalizado poderão sentir-se como seres humanos únicos, e valorizados e respeitados em sua dignidade, portanto terão maior capacidade de melhorar e recuperar da enfermidade a qual se encontram, pois se sentirão valorizados e respeitados.

Nesse contexto é importante verificar se o atendimento humanizado auxilia na minimização das dificuldades envolvidas no processo de câncer de mama, pensando em estratégias que auxiliem à mulher a enfrentar sua dor e sofrimento.

DOR ONCOLÓGICA

A experiência da dor é mais bem entendida se uma construção multidimensional, incluindo aspectos físicos, biológicos, sociais, psicológicos e espirituais, for considerada (Davis et al., 2003). Além dos conceitos de nocicepção, sensitividade central e do componente neuropático da dor, numerosos estudos apontam fatores não-biológicos, como o suporte social e as estratégias de enfrentamento, fundamentais na percepção de dor dos pacientes (Kraimat et al., 1995; Lester et al., 1996; Keefe e Bonk, 1999). Emoções negativas como depressão e ansiedade correlacionam-se também com a piora na percepção da dor de cada indivíduo (Campell et al., 2003; Mcwilliams et al., 2004).

A dor física é geralmente a mais fácil de controlar. Embora os textos médicos descrevam abordagens farmacológicas e não farmacológicas para controlar a dor, existe muita dor física que não é aliviada. Peritos estimam que 75% dos pacientes com dor são tratados inadequadamente, e que 60 a 90% dos que estão em fase terminal sentem dor de severa a moderada, suficiente para prejudicar suas funções físicas, seu humor e sua interação social. Aproximadamente 25% dos pacientes com câncer morrem com dor severa e não aliviada (Catholic Health Association, 1997).

A dor da paciente oncológica vai muito além da dor física e está relacionada com a identidade feminina. Envolvendo inquietações que se voltam para a mutilação, a desfiguração e suas consequências para a vida sexual da mulher (Carver, 1993; Duarte & Andrade, 2003; Gandini, 1995; Gimenes & Queiroz, 2000). Estudos prospectivos que avaliaram a qualidade de vida de mulheres submetidas à mastectomia demonstraram que elas sentiram piora não só na imagem corporal, mas também na vida sexual, limitações no trabalho e até mesmo mudanças nos hábitos e atividades de vida diária (Engel et al., 2004; Ganz et al., 2004).

As dores oncológicas representam 5% das dores crônicas. Estima-se que 18 milhões de pessoas no mundo apresentem câncer diagnosticado atualmente, sendo a dor um problema comum nesses pacientes. Estudos apontam que a dor oncológica não tem sido adequadamente controlada, não por falta de recursos terapêuticos, mas por avaliação imprecisa do quadro de dor e utilização inadequada do arsenal antiálgico disponível (Pessini, 2002).

Estudos realizados nas unidades de cuidados paliativos e câncer da Organização Mundial da Saúde (OMS) mostram que 4,5 milhões de pacientes em países em desenvolvimento e desenvolvidos morrem anualmente sem receber tratamento da dor e sem que lhes sejam considerados outros sintomas tão prevalecentes quanto a dor e que também causam sofrimento.

São várias as modalidades de tratamento do câncer em seus aspectos tumorais, que incluem a cirurgia, a quimioterapia, a radioterapia, a hormonioterapia, a imunoterapia e a reabilitação. Geralmente, o tratamento do câncer requer a combinação de mais de um método terapêutico, o que aumenta a possibilidade de cura, diminui as perdas anatômicas, preserva a estética e a função dos órgãos comprometidos (Ministério da Saúde/INCA, 1993). Essas modalidades de tratamento são bastante eficazes, uma vez que são capazes de controlar o tumor primário e suas complicações. No entanto, o planejamento terapêutico do paciente com câncer deve incluir um conjunto de cuidados, dos quais a conduta clínica e/ou cirúrgica é apenas uma parte. Assim, a "reabilitação tem como principal objetivo a melhoria da qualidade de vida do indivíduo. Deve procurar atender às necessidades específicas de cada paciente, com medidas que visem à restauração anatômica e funcional, ao suporte físico e psicológico e à paliação de sintomas" (Ministério da Saúde/INCA, 1993, pag 71).

O cuidado da dor e do sofrimento é a chave para o resgate do ser humano neste contexto crítico, e é um dos objetivos da medicina desde tempos memoriais (Pssini, 2004). A problemática da dor e do sofrimento não é pura e simplesmente uma questão técnica: estamos frente a uma das questões (bio)éticas contemporâneas de primeira grandeza e que precisa ser vista e enfrentada nas suas dimensões física, psíquica, social e espiritual. Estudos epidemiológicos sobre a ocorrência e etiologia dos quadros álgicos são poucos, e o conhecimento sobre o tema ainda é bastante primário no Brasil. Sabe-se, porém, que a dor é a razão principal pela qual 75% a 80% das pessoas procuram o sistema primário de saúde. A dor crônica acomete parcela significativa da população brasileira e é apontada como sendo a principal causa de falta ao trabalho, licenças médicas, aposentadorias por doença, indenizações trabalhistas e baixa produtividade (Pessini, 2004). No Brasil, os medicamentos campeões de venda no ano de 2011 foram analgésicos e/ou antiinflamatórios (Pfarma, 2012).

Na literatura de cuidados de pacientes oncológicos e dores crônicas os temas religiosidade e espiritualidade ganham bastante importância. Newshan (1998) revê o papel da espiritualidade em pacientes com câncer ou HIV e dor, ressaltando os domínios do significado, da esperança, do amor e dos relacionamentos. Avaliações espirituais destacadas para a promoção do conforto e a diminuição da dor foram: vontade de escutar, atenção e aceitação. Um modelo multidisciplinar envolvendo aspectos espirituais no tratamento da dor em câncer foi proposto por Otis-Green et al (2002). O papel de vários profissionais, como psicólogos, enfermeiros, oncologistas, psiquiatras, assistentes sociais e religiosos, em que cada um desempenha um papel específico relacionando-se com o paciente dentro da sua área de atuação profissional ou pessoal, a bioética pelo seu caráter inter, multi e transdiciplinar promove o diálogo entre os profissionais estabelecendo possibilidades que auxiliarão no bem estar do paciente, considerando sua autonomia e vulnerabilidade.

Em suma, a dor ainda não recebe a atenção devida na assistência à saúde em nosso país. Necessitamos de programas de educação em relação a essa problemática para doentes, familiares, médicos, farmacêuticos, enfermeiros, psicólogos, assistentes sociais e outros profissionais. O desafio para a comunidade científica, bioeticistas, profissionais da saúde e para toda a sociedade é a elaboração de um programa especial sobre essa questão nos currículos de formação desses profissionais. O tema dor deve ser discutido e esclarecido para que haja melhor compreensão e prevenção de sua presença, bem como de seu controle (Pimenta et al., 1997; Pessini, 2002). O sucesso do controle da dor é alcançado quando avaliações repetidas permitem a escolha da terapêutica mais adequada para cada paciente, alcançando um efeito favorável entre o alívio da dor e efeitos adversos (Rangel & Telles, 2012). Nesse momento a bioética clínica possui um papel fundamental no processo de humanização e nos cuidados da saúde, por se tratar da ética clínica entre o profissional da área da saúde e seus pacientes, criando condições de levar em consideração os valores pessoais dos seres humanos envolvidos, bem como preservando e respeitando-os de forma a obter a máxima eficácia no tratamento, aliviando sua dor.

TRATAMENTO FARMACOLÓGICO DA DOR ONCOLÓGICA

Os princípios do controle da dor em pacientes com câncer foi proposto pela World Health Organization (WHO) por meio de um método eficaz, podendo-se aliviar a dor do câncer em 80% dos casos.

O tratamento da dor baseado em uma escada de três degraus de acordo com a intensidade de dor que o paciente apresenta. O primeiro degrau recomenda o uso de medicamentos analgésicos simples e antiinflamatórios para dores fracas. O segundo degrau sugere opioides fracos, que podem ser associados aos analgésicos simples ou antiinflamatórios do primeiro degrau, para dores moderadas e finalmente, o terceiro degrau consta de opioides fortes, associados ou não aos analgésicos simples ou antiinflamatórios, para dores fortes. Os adjuvantes podem ser usados nos três degraus da escada. A escada de três degraus indica classes de medicamentos e não fármacos específicos, proporcionando ao médico flexibilidade e possibilidade de adaptação de acordo com as particularidades de seu paciente, vide figura 1.

Os anti-inflamatórios não esteroides (AINEs) continuam sendo a principal ferramenta no tratamento da dor crônica. Acredita-se que os efeitos analgésicos destes fármacos deve-se à sua habilidade em inibir a atividade da ciclo-oxigenase e lipo-oxigenase e prevenindo a síntese das prostaglandinas e a sensibilização de nociceptores periféricos. Existem dois tipos principais de COX: a COX-1 e COX-2, presentes na maioria dos tecidos. Existem também relatos da existência de um terceiro tipo de COX (COX-3), presente principalmente no córtex cerebral, que é inibida seletivamente por drogas analgésicas e antipiréticas, como a dipirona e o acetaminofeno. A ação dos AINE é dose /resposta limitada (efeito teto), ou seja, a sua administração em doses superiores às recomendadas não proporciona analgesia suplementar, aumentando a incidência de efeitos colaterais (Lamont e Tranquilli, 2000; Oliveira Filho, 2006). Já os glicocorticoides inibem as ciclooxigenases e as colagenases provocando aumento da síntese do mediador anexina-1 com propriedades imunossupressoras devido sua ação nas enzimas fosfolipases A2 (essas enzimas atuam sobre o fosfolipídio) produzindo ácido araquidônico e consequentemente produzem diminuição de seus metabólitos (prostaglandinas, leucotrienos e tromboxanos), diminuem a expressão de interleucinas e TNFα e parecem estar envolvidos na diminuição da resposta dolorosa em processos autoimunes (Lamont e Tranquilli, 2000).

Os opioides são um grupo de fármacos naturais ou sintéticos amplamente utilizados no manejo de dor pós-operatória e em processos oncológicos. Receptores opioides específicos estão localizados na periferia, medula espinhal e estruturas supra-espinhais, sendo os receptores μ(OP3) e κ(OP2) os de maior importância clínica reforçando a ação fisiológica das endorfinas e das vias inibitórias noradrenérgicas e serotoninérgicas. A eficácia analgésica dos opioides pode variar segundo a característica, duração e intensidade do estímulo; dosagem e espécie. Os opioides bloqueiam a transmissão periférica e central da via nociceptiva aferente e por isso, tornam-se bastante eficientes no tratamento da dor inflamatória aguda. No entanto, eles não são igualmente eficazes para todo tipo de dor como, por exemplo, a dor neuropática que possui uma resposta pobre ou de curta duração aos opioides (Ribeiro et al., 2002, Bassanezi e Oliveira Filho, 2006).

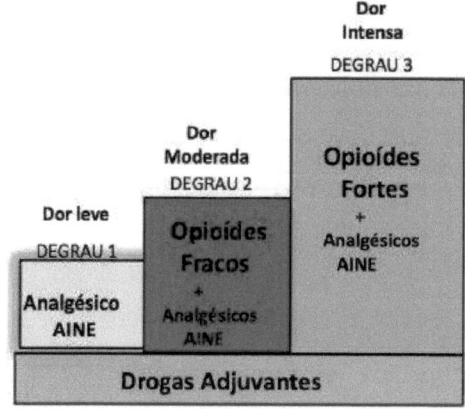

Figura 1– Escada Analgésica da Dor adptada da OMS.

Diante desse quadro é relevante buscar a compreensão dos efeitos da espiritualidade dos pacientes e sua interferência nos mecanismos da dor no pós-operatório de mastectomia total ou parcial, de modo a mitigar a percepção da mesma pelos enfermos, melhorando sua qualidade de vida.

ESPIRITUALIDADE E RELIGIOSIDADE

A espiritualidade e a religiosidade são importantes nos cuidados relacionados à dor, como forma de tornar o atendimento totalizado ao indivíduo, pois a prática religiosa nunca deve substituir a prática médica, e sim completá-la (Peres et al., 2007).

Religiosidade e espiritualidade não são sinônimos, sendo que a religiosidade envolve sistematização de culto e doutrina compartilhados por um grupo. Esperandio (2014) considera religiosidade como a expressão do envolvimento do indivíduo com práticas religiosas que podem ser identificadas com religiões institucionalizadas, podendo ser, portanto, um aspecto da espiritualidade do sujeito.

A religiosidade é uma relação com a força divina ou sobrenatural; está ligada ao sagrado e a uma doutrina (Roos, 2006); serve como veículo pelo qual o indivíduo expressa sua espiritualidade, a partir de valores, crenças e práticas rituais que podem fornecer respostas às perguntas essenciais sobre as questões de vida e morte (Chan et al., 2006).

A espiritualidade é uma experiência universal que engloba o domínio existencial e a essência do que é ser humano; não significa uma doutrina religiosa, mas sim uma filosofia do indivíduo, seus valores e o sentido atribuído à vida (Nascimento et al., 2009; Chan et al., 2006). A dimensão da espiritualidade visa favorecer a harmonia com o universo, esforçando-se para responder às questões sobre o infinito. É mais evidente quando o indivíduo se depara em situações de estresse emocional, doença física e morte, buscando um sentido para os acontecimentos, a integridade, a paz, a harmonia, e a individualidade (Nascimento et al., 2009; Narayanasamy et al., 2001). A espiritualidade está relacionada com a essência da vida e produz comportamentos e sentimentos de esperança, amor e fé, em uma perspectiva de subjetividade e transcendência (Nascimento et al., 2009, Boff, 2001; Ross, 2005).

Para Tavares (2013) a espiritualidade pode ser compreendida como uma busca de significado e sentido para a vida, em dimensões que transcendem o tangível, que elevam o coração e o sentir humanos à experiência com algo maior que o seu existencial, podendo ou não estar relacionada a uma prática religiosa formal.

Necessitamos de um sentido e de uma razão para viver e para morrer. Em recentes pesquisas nos Estados Unidos, ficou evidenciado que o aconselhamento em questões espirituais situa-se entre as três necessidades mais solicitadas pelos que estão morrendo e seus familiares (Lepargneur, 1999).

Outros pesquisadores mostram o efeito de aspectos religiosos e espirituais no tratamento de situações dolorosas. Em um estudo que comparou o efeito de diferentes formas de meditação em relação à ansiedade, ao humor e à dor (Pargament, 2005), demonstrou-se que o grupo que realizou meditação com envolvimento espiritual obteve menores níveis de ansiedade, melhora do humor e duas vezes mais tolerância à dor. A espiritualidade pode ser definida como aquilo que traz significado e propósito à vida das pessoas. Essa definição é utilizada como base em cursos médicos sobre espiritualidade e saúde. A espiritualidade é reconhecida como um fator que contribui para a saúde e a qualidade de vida. Esse conceito é encontrado em todas as culturas e sociedades. É expressa como uma busca individual mediante a participação de grupos religiosos que possuem algo em comum, como fé em Deus, naturalismo, humanismo, família e arte (Puchalski, 1999). Um dos primeiros estudos em pacientes com dor por crises de falcização na anemia falciforme mostrou que os pacientes com níveis mais altos de religiosidade apresentaram um senso de controle maior da dor, mas não de sua intensidade (Banks, 2006).

Em uma revisão publicada pelos pesquisadores Koenig, McCullough & Larson, o "Handbook of Religion and Health" (Manual de Religião e Saúde), foram analisados 1.200 estudos quantitativos, sobre o tema saúde e espiritualidade no período entre 1872 – 2000. Em 2012, eles publicaram uma segunda edição sobre a década seguinte (período entre 2000-2010). Em 10 anos houve um acréscimo de 2.100 estudos quantitativos (Koenig; King; Carson, 2012). Pesquisas qualitativas não foram incluídas nessas duas edições. Tais estudos abrangem a relação entre espiritualidade e saúde física e mental sob os mais diversos enfoques.

Em um artigo onde Koenig discute as implicações dos achados científicos para a prática clínica, o autor lista várias pesquisas com resultados significativos. Um estudo na clínica de doenças pulmonares da Universidade de Pensilvânia mostrou que 66% dos pacientes afirmaram que as suas crenças religiosas influenciariam em suas decisões de tratamento caso eles ficassem gravemente enfermos, e 80% desta amostra reportou que eles seriam receptivos às perguntas sobre suas crenças religiosas (Esperndio, 2014, Koenig, 2004, p. 1195). Koenig cita ainda, vários outros estudos que apontam que as crenças e práticas religiosas estão associadas com taxas de suicídio mais baixas; menos ansiedade; menos abuso de substâncias; menos depressão e recuperação mais rápida da depressão; maior bem-estar, esperança e otimismo; mais propósito e significado na vida, apoio social superior; maior satisfação e estabilidade conjugal (Esperandio, 2014, Koenig, 2004, p. 1195).

A espiritualidade liga-se ao significado e à finalidade da vida, à interligação com os outros, com a Terra e com o Universo, assim como de uma adequada relação com Deus, com suas crenças, pondo-nos questões desafiadoras que podem ser simples ou complexas. A espiritualidade envolve relações consigo próprio, com o outro contribuindo para o seu bem-estar (Twycross, 2003).

A Organização Mundial de Saúde declarou que a espiritualidade é uma dimensão importante na qualidade de vida. Estudos têm sugerido que doentes apresentam muitas necessidades espirituais que não são expressas espontaneamente aos profissionais de saúde (Sulmssy, 2001; Pulchaski, 2001; Culliford, 2002; Mccord, 2004).

A espiritualidade é questão ampla e sua mensuração, bastante complexa, sendo o bem-estar espiritual, ou seja, a percepção subjetiva de bem-estar do sujeito em relação à sua crença, um de seus aspectos passíveis de avaliação. Os instrumentos de mensuração do bem-estar espiritual estão baseados no conceito de espiritualidade que envolve um componente vertical, religioso (um sentido de bem-estar em relação a Deus), e um componente horizontal, existencial, um sentido de propósito e satisfação de vida (Gastaud et al., 2006), que dá um sentido para a dor e o sofrimento.

O sofrimento psicológico da mulher que passa pela circunstância de ser portadora de um câncer de mama e de ter que enfrentar um tratamento

36

difícil, transcende ao sofrimento configurado pela doença em si. É um sofrimento que comporta representações e significados atribuídos à doença ao longo da história e da cultura e adentra as dimensões das propriedades do ser feminino, interferindo nas relações interpessoais, principalmente nas mais íntimas e básicas da mulher. Considerar estes aspectos nas propostas de atenção à mulher com câncer de mama é mais que necessário, tornando-se indispensável.

A atenção ao aspecto da espiritualidade é essencial na prática de assistência à saúde. Cada vez mais, a ciência reconhece a importância da espiritualidade na dimensão do ser humano. Ser humano é buscar significado em tudo que está em nós e em nossa volta, pois somos seres inacabados por natureza e estamos sempre em busca de nos completarmos. A transcendência de nossa existência torna-se a essência de nossa vida à medida que somos colocados diante de uma situação de dor extrema ou que se aproxima da terminalidade da vida corporal (Peres, 2007).

Em uma busca no Scielo, BVS sobre as pesquisas realizadas no Brasil sobre espiritualidade e câncer de mama, utilizando as palavras espiritualidade e câncer de mama, foram encontrados mais de 1900 artigos, mostrando que o interesse em pesquisar esse assunto tem despertado a atencão de pesquisadores, destacando a importância dos estudos sobre como os pacientes se utilizam da religião/espiritualidade para melhor enfrentarem processos de saúde-doença.

Apesar do interesse em se estudar espiritualidade e câncer de mama, não foi encontrado nenhum artigo que correlaciona o nível de espiritualidade com a percepção de dor em mulheres com câncer de mama no campo da bioética. Nesse contexto é necessário compreender se a espiritualidade influencia na percepção de dor no processo de câncer de mama, criando estratégias que ajudariam a mulher a enfrentá-la melhorando sua qualidade de vida.

MATERIAIS E MÉTODOS

Foi realizada uma pesquisa transversal exploratória descritiva de abordagem quantitativa. Em uma amostra de 50 pacientes no Centro da Mama, com indicativo de cirurgia conservadora com oncoplástica ou mastectomia com reconstrução de mama. No pré-operatório foi aplicado o Questionário SF-36 e a escala de Bem Estar Espiritual (EBE) na última consulta antes da cirurgia e no pós-operatório foi aplicado a escala visual analógica de dor (EVA) e o questionário de humanização elaborado para a pesquisa, na primeira consulta após a cirurgia, ambos preenchidoss pelas pacientes, no período de abril a agosto de 2014.[1]

O SF-36 foi traduzido para a língua portuguesa e validado por Ciconelli et al., (1999), constitui um instrumento genérico de fácil administração e compreensão, considera a percepção dos indivíduos quanto ao seu próprio estado de saúde e contempla os aspectos mais representativos da saúde (Oliveira; Orsini, 2008). É formado por 36 itens, subdivididos em 8 domínios: "capacidade funcional" (CF), 10 itens - avalia a presença e extensão de limitações relacionadas à capacidade física; "aspectos físicos" (AF), 4 itens - avalia as limitações quanto ao tipo e quantidade de trabalho, bem como as dificuldades de realização do trabalho e das atividades da vida diária (AVDs); "dor" 2 itens - avalia a presença de dor, sua intensidade e sua interferência nas AVDs; "estado geral de saúde" (EGS), 5 itens - avalia como o paciente se sente em relação a sua saúde global; "vitalidade" (V), 4 itens – considera o nível de energia e de fadiga; "aspectos sociais" (AS), 2 itens - analisa a

[2] Parecer Consubstanciado pelo Comitê de Ética em Pesquisa (CEP) da PUC–PR, sob número 570.862. As participantes da pesquisa assinaram o Termo de Consentimento Livre e Esclarecido (TCLE), guardados em poder da pesquisadora, a qual coletou os dados. Como critérios de inclusão utilizou pacientes com câncer de mama que seriam submetidas a cirurgia conservadora com oncoplástica ou mastectomia com reconstrução de mama que concordaram em participar da pesquisa. Foram excluídas pacientes submetidas a mastectomia parcial ou total por doenças benignas ou que não concordaram em participar da pesquisa.

38

integração do indivíduo em atividades sociais; "aspectos emocionais" (AE), 3 itens - avalia o impacto de aspectos psicológicos no bem-estar do indivíduo; e "saúde mental" (SM), 5 itens - inclui questões sobre ansiedade, depressão, alterações no comportamento ou descontrole emocional e bem-estar psicológico. Inclui ainda um item que avalia as alterações de saúde ocorridas no período de um ano. Os dados são analisados a partir da transformação das respostas de cada domínio em escore numa escala de zero (0) a cem (100), resultando em um pior ou melhor estado geral de saúde (Ciconelli et al., 1999; Martinez, 2002). Apesar do SF-36 não ser um questionário específico, ele é um dos mais completos e de fácil aplicação (Lahoz et al., 2010).

A EBE avalia o bem-estar espiritual geral, foi desenvolvida por Paloutzian e Ellison, em 1982, e adaptada para a população brasileira por Marques et al. em 2003. É constituída de 20 itens, dos quais 10 avaliam o bem-estar religioso (BER), e os demais, o bem-estar existencial (BEE). É constituída de 20 itens, dos quais 10 avaliam o bem-estar religioso (BER), e os demais, o bem-estar existencial (BEE). Cada um dos 20 itens é respondido em uma escala de seis pontos, a qual varia de "concordo fortemente" a "discordo fortemente". O sujeito deve graduar afirmações do tipo "Eu acredito que Deus está preocupado com meus problemas" para o BER e do tipo "Eu me sinto realizado e satisfeito com a vida" para o BEE. Os escores das duas subescalas são somados para obtenção da medida geral de EBE. O bem-estar espiritual é entendido como uma sensação de bem-estar que é experimentada quando existe um propósito que justifique nosso comprometimento com algo na vida, e esse propósito envolve um significado último para a vida. O bem-estar religioso é considerado como aquele referente a uma comunhão e relação pessoal íntima com Deus ou com uma força superior (MAarques, 2003). Paloutzian e Ellison sugerem como pontos de corte para o escore geral da Escala de Bem-estar espiritual os intervalos de 20 a 40, 41 a 99 e 100 a 120, para baixo, moderado e alto, respectivamente (Paloutzian e Ellison, 1982). Nas duas subescalas, os intervalos são de 10 a 20, 21 a 49 e 50 a 60 pontos (Volcan et al., 2013). Na análise deste estudo, os resultados da Escala de Bem-estar espiritual foram denominados positivos para escore alto, e negativo para o moderado e o baixo (Ploutzian e Ellisson, 1982).

A EVA consiste em auxiliar na aferição da intensidade da dor no paciente, sendo um instrumento importante para verificar a evolução do paciente durante o tratamento e mesmo a cada atendimento, de maneira mais fidedigna. Também é útil para analisar se o tratamento está sendo efetivo, se os procedimentos têm surtido melhores resultados, assim como se há alguma deficiência no tratamento, de acordo com o grau de melhora ou piora da dor. A EVA possui um escore de zero a 10, sendo que zero corresponde a nenhuma dor e 10 a dor máxima.

O questionário de humanização é composto por 6 questões objetivas, avaliando, além de aspectos demográficos (idade, estado civil e profissão), tratamento utilizado além do protocolo, religião, grau de humanização no atendimento pela equipe médica, se o atendimento recebido ajudou a enfrentar melhor a dor e o sofrimento. Para esse estudo o atendimento humanizado passou a ser considerado a partir dos critérios respeitoso, atencioso, com consideração e se o profissional foi sensível a situação de dor e sofrimento da paciente.

ANÁLISE ESTATÍSTICA

As variáveis estudadas foram descritas segundo suas frequências, médias e desvios padrões (ou medianas e valores máximos e mínimos). Nas comparações entre os domínios do SF-36 e o grupo EBE alto e EBE moderado foram utilizados o teste de Mann-Whitney que é um teste não paramétrico aplicado para duas amostras independentes. Para todas as análises foi considerado um nível de significância de 5% (α = 0,05). Todo o processamento estatístico foi suportado pelo software GRAPHPAD PRISM, versão 5.0.

RESULTADOS E DISCUSSÃO

Foram entrevistadas 50 mulheres com idade média de 53,2 ± 12,4 anos. O perfil das participantes, segundo estado civil, casadas (64,7%), divorciadas (17,7%), viúvas (9,8%) e solteiras (7,8%). Em relação à ocupação, coletado por meio do questionário de caracterização, foram encontrados percentual de (24%) Do Lar, (18%) professoras, (6%) aposentadas, (4%) advogadas e as outras profissões se enquadram em (2%) cada. Em relação à religião foram encontrados maiores porcentuais entre as mulheres católicas representando (77,1%), seguida de católica/espírita e evangélica com (5,8%) cada, acompanhada de espírita, judaica e sem religião de (2,8%) cada. A maioria das participantes é de Curitiba (80%), 18% são da região metropolitana de Curitiba e do interior do estado do Paraná e, 2% são do Rio Grande do Sul.

Sobre o tipo de cirurgia, todas fizeram mastectomia, sendo que 21 mulheres fizeram mastectomia mais EA (esvaziamento axilar) com reconstrução com prótese mais mamoplastia da mama oposta, 20 mulheres foram submetidas a quadrantectomia com reconstrução parcial mais mamoplastia da mama oposta, 5 mulheres foram submetidas a mastectomia bilateral mais BLS (biópsia de linfonodo sentinela) com reconstrução de prótese bilateral e as 4 restantes fizeram quadrantectomia mais EA com reconstrução parcial mais mamoplastia da mama oposta.

Na análise dos aspectos do SF-36, observa-se que os domínios com escores menores foram a saúde mental com mediana de 44,00, seguida pela vitalidade com mediana de 50,00, mostrando que esses dois domínios afetam negativamente a qualidade de vida das pacientes, por apresentarem valores de medianas menores ou igual a 50. Os outros domínios apresentaram mediana superior a 60,00, não sendo indicativos na piora da qualidade de vida das pacientes (Tabela 1).

Tabela 1: Aspectos quantitativos da avaliação da qualidade de vida (SF-36).

	Capacidade Funcional	Aspectos Físicos	Dor	Estado Geral	Vitalidade	Aspectos Socias	Aspectos Emocionais	Saúde Mental
1º quartil	55,00	25,00	51,00	52,00	40,00	50,00	33,33	40,00
Mediana	**80,00**	**75,00**	**74,00**	**60,00**	**50,00**	**75,00**	**100,0**	**44,00**
3º quartil	95,00	100,0	100,0	67,00	65,00	100,0	100,0	64,00
Média	74,02	67,65	72,67	58,18	53,20	69,74	76,00	50,93
DP	24,64	33,28	26,02	17,09	17,86	26,75	29,39	19,44
Erro DP	3,450	4,660	3,679	2,416	2,526	3,783	4,156	2,722

Tabela 1: Mediana, média e desvio interquartílico (1º quartil e 3º quartil), desvio padrão e erro desvio padrão da avaliação da qualidade de vida (SF-36), n=50.

O item saúde mental inclui questões sobre ansiedade, depressão, alterações no comportamento ou descontrole emocional, assim como o bem estar psicológico. Entende-se por saúde mental a sensação de estar bem consigo mesmo e com os outros e a capacidade de lidar de forma positiva com as adversidades, sofrendo influências dos aspectos social e físico, espiritualidade e comunicação com os prestadores de serviços médicos. É reconhecer seus limites e buscar ajuda quando necessário (Simeão, 2013).

Esse resultado corrobora com o estudo realizado por Trejo-Ochoa et al (2013) que demonstraram que a saúde mental, emocional e função social das mulheres portadoras de câncer de mama foram afetadas negativamente. Muitas mulheres com câncer de mama sofrem de dor, sintomas pós-menopausa, estresse psicossocial, depressão, distúrbios do sono ou fadiga (Feiten, 2014).

42

Nos anos 60 e 70 foi intensificada a atenção aos fatores psicológicos. Palmeira (1997) assinala que os fatores da "esfera psíquica" mais frequentemente estudados e considerados como implicados na carcinogênese podem ser reunidos em dois grupos genéricos. No primeiro estão os estados disfóricos (depressão, tristeza, infelicidade, abatimento, desânimo, desesperança, desamparo, desapontamento) e de ansiedade, juntamente com situações traumáticas envolvendo perdas e privações. No segundo, estão os fatores definidos por características de personalidade e de enfrentamento da doença, que variam segundo os pressupostos teóricos adotados.

A incidência dos quadros mentais pode variar conforme a fase do tratamento. Burguess et al. (2005) fizeram um estudo observacional de corte enfocando a ocorrência de depressão e ansiedade em mulheres em fase inicial de câncer de mama. A prevalência no primeiro ano da doença é cerca de duas vezes a população feminina no geral. Com a remissão do quadro, os níveis igualam-se aos da população geral, mas na recorrência do câncer, pode haver um suave aumento nesses níveis. Os fatores de risco para depressão e ansiedade parecem estar mais relacionados à paciente do que à doença ou ao tratamento. Esses fatores são aqueles associados à depressão e à ansiedade na população geral, isto é, idade jovem, problemas psicológicos prévios e dificuldades no suporte social. A quimioterapia adjuvante pode aumentar o risco para depressão e ansiedade durante, mas não após, o tratamento.

Uma meta-análise restrita a estudos que tinham entrevistas psiquiátricas utilizadas para fins de diagnóstico mostrou que, seguindo critérios da CID-ansiedade (prevalência 10%) e depressão (16%) eram menos generalizadas do que comumente se pensa (Mitchell et al., 2011). Enquanto pacientes com câncer ainda tiveram maiores taxas de ansiedade quando comparados com pessoas sem doenças, anos após a doença, o

43

aumento das taxas de depressão não persistiu por tempo mais longo (Mitchell et al., 2011).

O segundo domínio que mais afeta negativamente a qualidade de vida (SF-36) é a vitalidade (gráfico 2), está diretamente relacionado ao vigor, à energia, à disposição e à força, ou seja, uma correspondência direta com os aspetos físicos, que, como discutido anteriormente, são impactantes para mulheres que passaram por uma mastectomia ou quadrantectomia, razão pela qual a literatura associa tais aspectos, como, por exemplo, a relação entre o desempenho sexual positivo das mulheres pesquisadas à vitalidade (Sheppard, 2008). Esses dois domínios se afetam mutuamente, e pessoas com a saúde mental alterada tem comportamentos de reclusão, tristeza, ansiedade, levando a perda da vitalidade, força e vontade dese relacionar.

Gráfico 1. Domínios do SF-36.

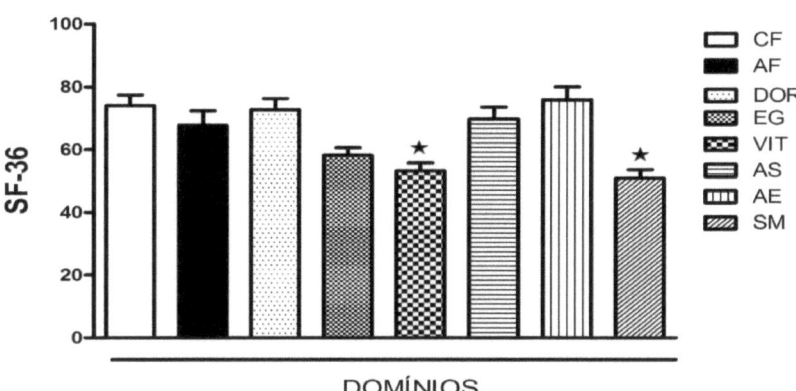

Legenda Gráfico 1: Capacidade Funcional; AF: Aspectos Físicos; EG: Estado Geral de saúde; VIT: Vitalidade; AS: Aspectos Sociais; AE: Aspectos Emocionais; SM: Saúde Mental. * p< 0,05. N=50.

Alguns autores afirmam que há uma forte relação negativa entre o aspecto vitalidade e o tratamento de esvaziamento axilar (Conde, 2005; Batiston, 2005; Battaglini et al 2006; Simeão et al, 2013), bem como ficou demonstrado que mulheres submetidas à mastectomia com reconstrução imediata da mama apresentaram maiores índices de bem-estar, humor e vitalidade, quando comparadas com pacientes que não fizeram reconstrução imediata (Simeão et al., 2013; Nissen et al., 2001).

A QV é uma construção eminentemente interdisciplinar, a contribuição de diferentes áreas do conhecimento pode ser de fato valiosa e mesmo indispensável. O seu desenvolvimento poderá resultar em mudanças nas práticas assistenciais e na consolidação de novos paradigmas do processo saúde-doença, o que pode ser de grande validade para a superação de modelos de atendimento biomédicos, que negligenciam aspectos socioeconômicos, psicológicos e culturais, importantes nas ações de promoção, prevenção, tratamento e reabilitação em saúde (Seidl; Zannon, 2004).

A EBE foi aplicada no pré-operatório. De acordo com Paloutzian et al., (1998) sugerem como pontos de corte para o escore geral da EBE os intervalos de 20 a 40, 41 a 99 e 100 a 120, para baixo, moderado e alto, respectivamente. Na análise desse estudo foram encontrados 11 pacientes com escore moderado, correspondendo a 22% e 39 pacientes com escore alto representando 78%, evidenciando que a maioria das pacientes apresentam um nível espiritual elevado (Vide Tab. 2).

Tabela 2: Aspectos quantitativos da avaliação do EBE alto e EBE moderado com a EVA.

	EBE ALTO	EBE MODERADO
Mínimo	0,00	2,00
1° quartil	0,00	3,50
Mediana	2,00	8,00
3° quartil	5,00	10,00
Máximo	10,00	10,00
Média	2,65	7,00
DP	2,63	3,52
Erro DP	0,51	1,43
Soma	3,71	10,70

Tabela 2: Mediana, média e desvio interquartílico (1° quartil e 3° quartil), desvio padrão e erro desvio padrão da avaliação entre EBE alto e EBE moderado, n=50.

Ao analisar a correlação entre bem estar espiritual e percepção da dor, os resultados obtidos na aplicação das ecalas apontam que as pacientes com EBE moderado apresentaram maior nível de dor, com mediana de 8 (2-10) enquanto as pacientes que apresentam EBE alto apresentaram menor nível de dor com mediana de 2 (0-10) com $p<0,01$ (IC de 99%), como pode ser observado no gráfico 2.

EVA/EBE MOD/ALTO

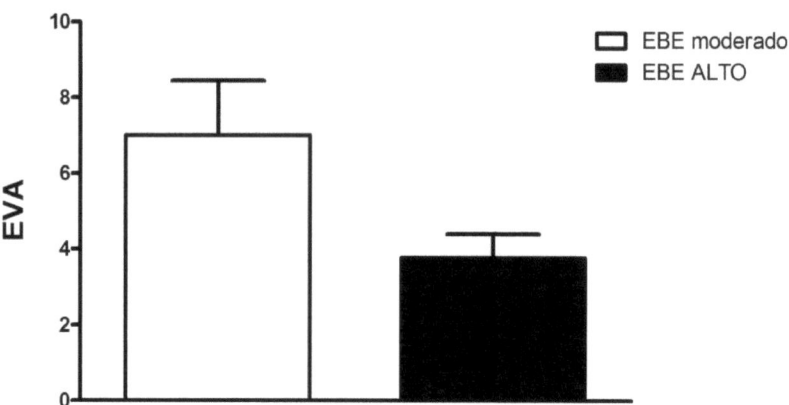

Gráfico 2. Relação entre o nível de espiritualidade (EBE alto/EBE moderado) e a perpeção de Dor (EVA).

As medidas de religiosidade e espiritualidade se comportam como fatores preditivos de bem-estar e suporte social em outras doenças crônicas, potencialmente isso deve ocorrer também no âmbito do controle da dor (Sinclair et al., 2006; Harrison et al., 2005; Cooper-Effa et al., 2001; Koenig, 2001; Brand, 1995).

Harrison et al. (2005), ao avaliarem 50 pacientes americanos com anemia falciforme, demonstraram que frequência à igreja mais de uma vez por semana implica escores mais baixos de dor, correlacionando positivamente, porém outros aspectos, como estudos bíblicos e religiosidade intrínseca, não se relacionam com o sentir menos dor.

Em um estudo realizado em 122 pacientes com dores musculoesqueléticas observou-se que pacientes sentiram-se mais abandonados por Deus e tiveram menos desejo de diminuir a dor no mundo. Práticas religiosas privadas foram inversamente relacionadas às variáveis físicas, mostrando que os pacientes em pior estado tinham maior probabilidade em se engajar as práticas, como um meio de enfrentamento da sua baixa qualidade de vida. Aspectos como perdão, experiências espirituais diárias, suporte religioso e autopercepção de religiosidade são indicativos de melhora significativa do estado de saúde mental dos pacientes (Rippentrop et al., 2005).

O coping religioso/espiritual (CRE) ou enfrentamento são esforços cognitivos e comportamentais para lidar com situações de dano, de ameaça ou de desafio quando não está disponível uma rotina ou uma resposta automática. Apenas esforços conscientes e intencionais são considerados estratégias de coping e o estressor deve ser percebido e analisado não sendo assim consideradas respostas subconscientes (Baldachhino et al., 2014). A utilização do coping religioso/ espiritual pode ajuda no manejo da dor e a passar pelo processo de doença de uma forma menos dolorosa.

Eric Cassel define o sofrimento como um estado de estresse grave associado aos eventos que ameaçam a integridade de cada pessoa. O processo de destruição da pessoa é percebido enquanto a ameaça da desintegração persistir ou até que a integridade da pessoa seja restaurada de alguma maneira. Nos traz ainda que "os corpos não sofrem, as pessoas sofrem" (Cassel, 1991, 32).

O sofrimento, afeta as pessoas em toda a sua complexidade, podendo ocorrer nas dimensões social, familiar, física, emocional e espiritual (Cssel, 1982). Outra forma de expressar a natureza do sofrimento humano é o conceito definido por "dor total" articulado por Saunders (Saunders e Sykes, 1993). Ela descreveu quatro domínios da dor, que, em sua totalidade, constituem o conceito da chamada dor total: dor física (e outros sintomas físicos de desconforto), dor emocional (ansiedade, depressão), dor social (medo da separação, sensação de abandono, luto antecipatório) e dor espiritual. Cassel (1999) completa ainda: O sofrimento não identificado não poderá ser aliviado. Énecessário compreender o paciente diante de uma dor

48

intensa ou diante da possibilidade de final da vida deve se ajustar às suas necessidades espirituais. Ele precisa ter seus desconfortos físicos bem aliviados e controlados. Uma pessoa com dor intensa jamais terá condições de refletir sobre o significado de sua existência, pois o sofrimento físico não aliviado é uma ameaça constante à sensação de plenitude desejada pelos pacientes que estão em iminência da morte. "O sofrimento somente é intolerável quando ninguém cuida" (Saunders, 1996, 53).

A paciente com câncer de mama enfrenta vários tipos de sofrimento como a dor, a perda da mama, se sente mutilada, a perda de cabelo (alopécia), alterações hormonais que afetam sua sexualidade, se acha incapaz de amamentar, acarretando conflitos e dificuldades que serão enfrentadas de acordo com a biografia de cada pessoa.

Nesse momento de conflito, dor, perdas, incertezas, a bioética clínica entra em ação estabelecendo diálogo entre o médico e a paciente reconfortando-a, tirando suas dúvidas, chegando a um consenso em relação ao tratamento, estabelecendo uma ponte entre os outros profissionais, como psicólogos, que poderão contribuir para melhor compreensão da dor, ajudando a dar um sentido para o sofrimento.

Em relação aos resultados do questionário de humanização todas as pacientes (100%) afirmaram que o tratamento humanizado ajudou no enfrentamento da dor e do sofrimento. Sendo que 88,5% das pacientes reponderam que o tratamento recebido foi de humanização ampla (respeitoso, atencioso, com consideração e sensíveis a dor e sofrimento), 8,6% responderam que o tratamento foi atencioso e somente 2,9 % que foram sensíveis a dor e o sofrimento, conforme gráfico 3.

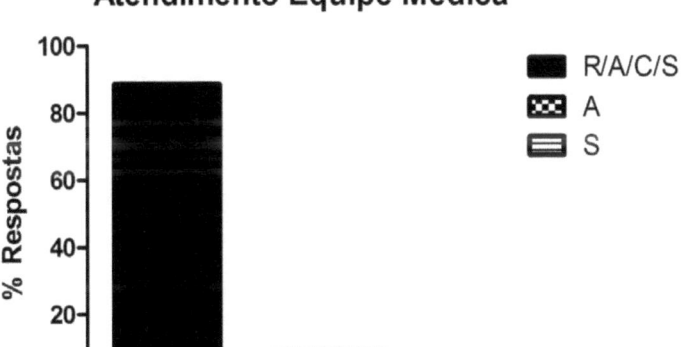

Gráfico 3 - Legenda: R/A/C/S= Respeitoso, atencioso, com consideração e sensíveis a dor e sofrimento; A= atencioso; S= sensíveis a dor e sofrimento.

Falar em humanização é refletir sobre o ser humano como um todo. Como o mesmo deve ser tratado, dispor de tempo para ouvir, respeitando suas lágrimas derramadas em momentos de dor e sofrimento, considerando e respeitando suas necessidades humanas básicas, e sua individualidade. É mostrar-se presente em momentos de medo, insegurança, e aflição, ser solidário e comprometido. A humanização é muito particular e verdadeira de cada pessoa que a demonstra, sendo assim, deve estar voltada, para as necessidades de quem está sendo assistido (Lemos et al., 2011).

Segundo Pellegrino, o humanismo caracteriza-se pela preocupação genuína pela centralidade da pessoa humana em cada aspecto da atividade profissional, traduzindo no respeito pela sua dignidade, liberdade e sistema de valores, demonstrando cuidado e interesse pelo seu bem estar. O seu conceito de humanismo não se restringe assim a um ideal educacional ou literário, nem está dependente de uma formação clássica nas humanidades (Pellegrino, 2002). A própria bioética é um movimento de expressão humanista por contribuir "para a preservação e promoção do humano" (Patrão Neves, 2002).

Segundo Sir William Osler, um dos fundadores do Hospital Johns Hopkins, pretendendo destacar a importância do aspecto na relação clínica, referia que "é mais importante conhecer o doente que tem a doença do que conhecer a doença que o doente tem", destacando a necessidade de que os médicos e outros profissionais de saúde desenvolvam um interesse sincero pelos pacientes como pessoas, respeitando sua dignidade, fazendo referência a humanização no cuidado das pessoas (Marino, 1999).

A humanização pode ser entendida como o esforço de se relacionar com as pessoas respeitando-as em suas necessidades intrínsecas, considerando a sua dignidade e autonomia nas escolhas para defender seus interesses, sua necessidade de valorização e de pertencer a determinado grupo social, de se sentir aceito, de ser escutado e compreendido, entre outras que constroem a sua dignidade (Freitas & Hosnne, 2002). Os sistemas sociais justos baseiam-se no sentido de proteger os mais vulneráveis, atendendo às necessidades básicas específicas, especialmente as que, por algum motivo, tenham incapacidade, mesmo que relativa, de exigir por si próprias o que lhes deveria ser garantido (Freitas & Hosnne, 2002).

As ciências médicas utilizam metodologia apresentando um componente científico, mas tem intrinsicamente um componente humanístico, que valoriza todas as dimensões da vida humana. Conforme Sgreccia (2009) os valores éticos integram a cultura humanística, os fatos biológicos associam-se à cultura científica. Para Pellegrino (2002), a medicina é a mais humanista das ciências e a mais científica das humanidades "a medicina é uma ciência humanista, uma vez que tem de examinar o ser humano simultaneamente como pessoa e objeto de estudo".

A reflexão sobre a humanização nas ciências médicas, particularmente a relação médico - paciente, caminha para o reconhecimento da necessidade de uma maior sensibilidade diante do sofrimento do paciente, convergindo e fomentando o surgimento de uma nova imagem profissional, responsável pela efetiva promoção da saúde, ao considerar o paciente de forma integral levando em conta suas dimensões física, psíquica, social e espiritual, e não somente o aspecto biológico (Cassel, 1982; Hahn, 1995; Wulff et al., 1995). A bioética clínica humanizada surge com o papel de resgatar o ser humano para além de sua dimensão físico-biológica e situá-lo num contexto maior de sentido e significado nas suas dimensões psíquicas e sociais.

O sofrimento infunde temor, medo, porque o ser humano se vê diante de um espelho refletindo sua fragilidade, vulnerabilidade e mortalidade, dimensões de sua existência humana que nem sempre deseja que sejam lembradas.

É procurando traduzir em gestos concretos o valor da pessoa humana em termos de autocuidado que se estará melhor preparado para cuidar da vida, com humanismo e competência técnico-científica. Considerar a pessoa não simplesmente como um corpo, não reduzindo-a à biologia, pura e simplesmente, é um grande desafio. Uma visão holística, multi, inter e transdisciplinar, é imperiosa. O ser humano é um todo uno, um nó de relações. Ser gente é possuir corpo, é ter um psiquismo e coração, é conviver com os outros, cultivar uma esperança e crescer na perspectiva da fé em valores humanos (Pessini, 2002).

É zelando, promovendo e cuidando dessa unidade humana irredutível, vulnerável pela dor e sofrimento que se estará sendo instrumento propiciador de vida digna. Quem cuida e se deixa tocar pelo sofrimento humano do outro torna-se um radar de alta sensibilidade, se humaniza no processo e, para além do conhecimento científico, tem a preciosa chance e o privilégio de crescer em sabedoria. Esta sabedoria os coloca na rota da valorização e descoberta de que a vida não é um bem a ser privatizado, muito menos um problema a ser resolvido nos circuitos digitais da informática, mas um bem fundamental, um "mistério" e dom, a ser vivido prazerosamente e solidariamente partilhado com os outros (Pessini, 2002).

CONCLUSÃO

O estudo realizado nos permitiu ter uma visão ampla sobre o câncer de mama. Este câncer quando diagnosticado e tratado ainda em fase inicial, isto é, quando o nódulo é menor que um centímetro, as chances de cura são de até 95%. Infelizmente a maioria das pacientes no Brasil é diagnosticada tardiamente o que ocasiona grande número de cirurgias para realização de mastectomia

O sofrimento psicológico da mulher que passa pela circunstância de ser portadora de um câncer de mama e de ter de acolher um tratamento difícil, transcende ao sofrimento configurado pela doença em si. Comporta representações e significados atribuídos à doença ao longo da história e da cultura, adentra as dimensões do ser feminino, interferindo nas relações interpessoais, principalmente nas mais íntimas e básicas da mulher, sendo indispensável considerar estes aspectos nas propostas de atenção à mulher com câncer de mama.

A inclusão de medidas de qualidade de vida na prática clínica, apesar de ser um desafio, parece crucial para avaliar intervenções e consequências da doença na vida dessas mulheres, buscando diminuir o impacto físico, emocional e social provocado pelo câncer de mama. Após essa avaliação é possível criar parâmetros para práticas assistenciais cotidianas no serviço de saúde. Aspectos importantes devem ser considerados ao avaliar a qualidade de vida de mulheres com câncer de mama como percepção da doença, negação, aceitação, tratamento, efeitos devastadores do tratamento e vaidade. Esse último possui um grande impacto afetando a imagem, provocado principalmente pela alopécia, o que causa alterações emocionais e físicas importantes para a mulher. Neste trabalho, concluimos que a qualidade de vida das pacientes é afetada negativamente pelos domínios saúde mental e vitalidade, os outros domínios não afetam de forma negativa a QV. Na busca da melhoria da qualidade da assistência a mulheres com câncer da mama, os indicadores de qualidade de vida poderão auxiliar na prática clínica, nortear estratégias de intervenção terapêutica, avaliar sucesso da intervenção pós- cirurgia e tratamento oncológico, além de criar parâmetros para definição de ações promovendo saúde individual ou coletiva.

As pacientes com nível de bem estar espiritual alto apresentaram menores níveis na percepção da dor e os pacientes com EBE moderado apresentam maiores níveis na percepção da dor. Esses resultados sugerem que a espiritualidade auxilia no enfrentamento da dor, propiciando condições para que essas pacientes consigam trabalhar sua dor e sofrimento dando um sentido para o processo que está enfrentando.

O atendimento humanizado auxilia no enfrentamento da dor e do sofrimento das mulheres no pós-operatório de câncer de mama. Para tanto, é necessário que os profissionais sejam qualificados e comprometidos de forma pessoal e profissional, recebendo essa mulher com respeito, ética e dignidade, além de incentivá-las a exercerem a sua autonomia no resgate do papel ativo da mulher no processo do tratamento e recuperação, como também para serem protagonistas de suas vidas, dando sentido e significado para o sofrimento, enfrentando esse momento de forma menos dolorosa.

Apesar dos efeitos potencialmente devastadores produzidos pelo adoecimento e pelo tratamento, observa-se nessas mulheres uma expectativa otimista em relação ao futuro. Ao invés de reagirem com uma "entrega resignada" à situação limite imposta pela doença, a espiritualidade promove esperança, ajudando-as a reagirem às adversidades com sentimentos de luta e enfrentamento. Essa postura parece ser essencial na construção de estratégias de enfrentamento mais eficazes diante da situação de adoecimento e tratamento.

Conhecer a doença, os tratamentos e suas consequências físicas e emocionais é de suma importância para adoção de postura que favoreça um enfrentamento dessa doença. Conversar com o médico, com os especialistas e psicólogos, participar de grupos de apoio que ofereçam suporte emocional necessário, são medidas que podem ajudar a superar esse momento. Tudo isso aliado à espiritualidade, à vontade de querer se curar, buscar e acreditar em algo maior capaz de dar suporte e força.

Ao aproximarmos o câncer de mama, dor, sofrimento e espiritualidade podemos perceber a grandiosidade do universo que envolve a pessoa humana vulnerabilizada pela doença. Essa deve ter sua dignidade respeitada, considerando todos os apectos do fenômeno dor/sofrimento, ou seja, a dimensão física, psíquica, social e espiritual. Devido a relevância desses resultados para a bioética clínica sugere-se que mais pesquisas sejam realizadas para maior compreensão e entendimento das variáveis envolvidas no estudo.

REFERÊNCIAS

Andersen, K. G., & Kehlet, H. (2011). Persistent pain after breast cancer treatment: a critical review of risk factors and strategies for prevention. *The Journal of Pain*, *12*(7), 725-746.

Baldacchino, D. R., Bonello, L., & Debattista, C. J. (2014). Spiritual coping of older persons in Malta and Australia (part 2). *British Journal of Nursing*,*23*(15), 843-846.

Banks, J. W. (2006). The importance of incorporating faith and spirituality issues in the care of patients with chronic daily headache. *Current pain and headache reports*, *10*(1), 41-46.

Batiston, A. P., & Santiago, S. M. (2005). Fisioterapia e complicações físico-funcionais após tratamento cirúrgico do câncer de mama. *Fisioterapia e pesquisa*, *12*(3), 30-35.

Battaglini, C., Bottaro, M., Dennehy, C., Barfoot, D., Shields, E., Kirk, D., & Hackney, A. C. (2006). The effects of resistance training on muscular strength and fatigue levels in breast cancer patients. *Revista brasileira de medicina do esporte*, *12*(3), 153-158.

Bergamasco, R. B., & Angelo, M. (2001). Câncer de Mama: Como o Diagnóstico é Experienciado pela Mulher. *Revista Brasileira de cancerologia*,*47*(3), 277-82.

Boff, L. (2001). *Espiritualidade: um caminho de transformação* (Vol. 1). Sextante.

Brand, P. (1995). Coping with a chronic disease: the role of the mind and spirit. *Patient education and counseling*, *26*(1), 107-112.

Campbell, L. C., Clauw, D. J., & Keefe, F. J. (2003). Persistent pain and depression: a biopsychosocial perspective. *Biological psychiatry*, *54*(3), 399-409.

Cassell, E. J. (1991). Recognizing suffering. *Hastings Center Report*, *21*(3), 24-24.

Cassell, E. J. (1998). The nature of suffering and the goals of medicine.*Loss, Grief & Care*, *8*(1-2), 129-142.

Catholic, Health Association. (1997). **op.cit.**, 29.

Chan, M. F., Chung, L. Y. F., Lee, A. S. C., Wong, W. K., Lee, G. S. C., Lau, C. Y., ... & Ng, J. W. S. (2006). Investigating spiritual care perceptions and practice patterns in Hong Kong nurses: results of a cluster analysis.*Nurse education today*, *26*(2), 139-150.

Ciconelli, R. M., Ferraz, M. B., Santos, W., Meinão, I., & Quaresma, M. R. (1999). Tradução para a língua portuguesa e validação do questionário genérico de avaliação de qualidade de vida SF-36 (Brasil SF-36). *Rev. bras. reumatol*, *39*(3), 143-50.

Conde, D. M., Pinto-Neto, A. M., Cabello, C., Santos-Sá, D., Costa-Paiva, L., & Martinez, E. Z. (2005). Quality of life in Brazilian breast cancer survivors age 45–65 years: associated factors. *The breast journal*, *11*(6), 425-432.

Cooper-Effa, M., Blount, W., Kaslow, N., Rothenberg, R., & Eckman, J. (2001). Role of spirituality in patients with sickle cell disease. *The Journal of the American Board of Family Practice*, *14*(2), 116-122.

Culliford, L. (2002). Spirituality and clinical care: Spiritual values and skills are increasingly recognised as necessary aspects of clinical care. *BMJ: British Medical Journal*, *325*(7378), 1434.

Davis, P. J., Reeves, J. L., Graff-Radford, S. B., Hastie, B. A., & Naliboff, B. D. (2003). Multidimensional subgroups in migraine: differential treatment outcome to a pain medicine program. *Pain Medicine*, *4*(3), 215-222.

de Almeida, A. M., Mamede, M. V., Panobianco, M. S., Prado, M. A. S., & Clapis, M. J. (2001). Construindo o significado da recorrência da doença: a experiência de mulheres com câncer de mama. *Revista Latino-Americana de Enfermagem*, *9*(5), 63-69.

de Andrade Urban, C. (2003). *Bioética clínica*. Revinter.

Engel, J., Kerr, J., Schlesinger-Raab, A., Sauer, H., & Hölzel, D. (2004). Quality of Life Following Breast-Conserving Therapy or Mastectomy: Results of a 5-Year Prospective Study. *The breast journal*, *10*(3), 223-231.

Esperandio, M. R. G. (2014). Teologia e a pesquisa sobre espiritualidade e saúde: um estudo piloto entre profissionais da saúde e pastoralistas.*Horizonte*, *12*(35), 805-832.

Freitas, C. B. D., & Hossne, W. S. (2009). O papel dos comitês de ética em pesquisa na proteção do ser humano. *Revista Bioética*, *10*(2).

Ganz, P. A., Kwan, L., Stanton, A. L., Bower, J. E., & Belin, T. R. (2011). Physical and psychosocial recovery in the year after primary treatment of breast cancer. *Journal of Clinical Oncology*, *29*(9), 1101-1109.

Ganz, P. A., Kwan, L., Stanton, A. L., Krupnick, J. L., Rowland, J. H., Meyerowitz, B. E., ... & Belin, T. R. (2004). Quality of life at the end of primary treatment of breast cancer: first results from the moving beyond cancer randomized trial. *Journal of the National Cancer Institute*, *96*(5), 376-387.

Gärtner, R., Jensen, M. B., Nielsen, J., Ewertz, M., Kroman, N., & Kehlet, H. (2009). Prevalence of and factors associated with persistent pain following breast cancer surgery. *Jama*, *302*(18), 1985-1992.

Gastaud, M. B., Souza, L. D. D. M., Braga, L., Horta, C. L., Oliveira, F. D., Sousa, P. L. R., & Silva, R. D. (2006). Bem-estar espiritual e transtornos psiquiátricos menores em estudantes de psicologia: estudo transversal. *Rev Psiquiatr Rio Gd Sul*, *28*(1), 12-8.

Gimenes, M. G. G., Queiroz, B., Gimenes, M. G. G., & Fávero, M. H. (1997). As diferentes fases de enfrentamento durante o primeiro ano após a mastectomia. *A mulher e o câncer*, 171-195.

Gomes, R., Skaba, M. M. V. F., & da Silva Vieira, R. J. (2002). Reinventando a vida: proposta para uma abordagem sócio-antropológica do câncer de mama feminina Reinventing life: a proposal for a socio-anthropological approach. *Cad. saúde pública*, *18*(1), 197-204.

Goulart, Í. B., & Sampaio, J. D. R. (1999). Qualidade de vida no trabalho: uma análise da experiência de empresas brasileiras. *Qualidade de vida, saúde mental e psicologia social: estudos contemporâneos II. São Paulo: Casa do Psicólogo*, *1*, 19-37.

Harrington, C. B., Hansen, J. A., Moskowitz, M., Todd, B. L., & Feuerstein, M. (2010). It's not over when it's over: long-term symptoms in cancer survivors— a systematic review. *The International Journal of Psychiatry in Medicine*, *40*(2), 163-181.

58

Harrison, M. O., Edwards, C. L., Koenig, H. G., Bosworth, H. B., Decastro, L., & Wood, M. (2005). Religiosity/spirituality and pain in patients with sickle cell disease. *The Journal of nervous and mental disease*, *193*(4), 250-257.

Holzner, B., Kemmler, G., Kopp, M., Moschen, R., Schweigkofler, H. R., Du Nser, M., ... & Sperner-Unterweger, B. (2001). Quality of life in breast cancer patients—not   enough   attention   for   long-term survivors?. *Psychosomatics,42*(2), 117-123.

Humaniza, P. Disponível em< www. portalhumaniza. org. br/ph/texto. asp? id= 119>. *Acesso em, 21*.

INCA - Instituto Nacional de Câncer (2006b). Programa Nacional de Controle do Câncer do Colo do Útero e de Mama "Viva Mulher"., de http://www.inca.gov.br/conteudo_view.asp?id=140.

INCA - Instituto Nacional de Câncer (2014b). Programa Nacional de Controle do Câncer do Colo do Útero e de Mama "Viva Mulher". Recuperado em 28 janeiro de 20014 de http://www.inca.gov.br/conteudo_view.asp?id=140.

Keefe, F. J., Smith, S. J., Buffington, A. L., Gibson, J., Studts, J. L., & Caldwell, D. S. (2002). Recent advances and future directions in the biopsychosocial assessment and treatment of arthritis. *Journal of Consulting and Clinical Psychology*, *70*(3), 640.

Koenig, H. G. (2004). Religion, spirituality, and medicine: research findings and implications for clinical practice. *South Med J*, *97*(12), 1194-1200.

Koenig, H. G. (2012). Commentary: why do research on spirituality and health, and what do the results mean?. *Journal of religion and health*, *51*(2), 460-467.

Koenig, H. G. (2012). *Medicina, Religião e Saúde: o encontro da ciência e da espiritualidade*. L&PM.

Koenig, H. G., George, L. K., & Peterson, B. L. (1998). Religiosity and remission of depression in medically ill older patients. *American Journal of Psychiatry*, *155*(4), 536-542.

Koenig, H. G., Larson, D. B., & Larson, S. S. (2001). Religion and coping with serious medical illness. *Annals of Pharmacotherapy*, *35*(3), 352-359.

Koenig, H., King, D., & Carson, V. B. (2012). *Handbook of religion and health*. Oxford university press.

Koenig, H., King, D., & Carson, V. B. (2012). *Handbook of religion and health.* Oxford university press..

Kraaimaat, F. W., Van Dam-Baggen, R. M., & Bijlsma, J. W. (1995). Association of social support and the spouse's reaction with psychological distress in male and female patients with rheumatoid arthritis. *The Journal of rheumatology, 22*(4), 644-648.

Lamont, L. A.; Tranquilli, W. J. Physiology of Pain. The Veterinary Clinics of North America: Small Animal Practice. (2006). Philadelphia:Saunders, v.30, n.4, p. 703-728, 2000. LUNA, S. P. L. Dor, analgesia e bem estar animal. ANAIS - *I Congresso Internacional de Conceitos em Bem-estar Animal*, p. 16-18.

Lana, R. C., Álvares, L. M. R. S., Nasciutti-Prudente, C., Goulart, F. R. P., Teixeira-Salmela, L. F., & Cardoso, F. E. (2007). Percepção da qualidade de vida de indivíduos com doença de Parkinson através do PDQ-39. *Rev Bras Fisioter, 11*(5), 397-402.

Lepargneur, H. (1999). Sofrimento vivenciado fora da área cristã. In: Dicionário Interdisciplinar da Pastoral da Saúde. São Paulo: *Paulus Ed. Centro Universitário São Camilo,*1291-4.

Lester, N.; Lefebvre, J.C.; Keefe, F.J. (1996). Pain in young adults: relationships of three pain-   coping measures to pain and activity interference. *Clin J Pain* 12:291-300.

Macdonald, L., Bruce, J., Scott, N. W., Smith, W. C. S., & Chambers, W. A. (2005). Long-term follow-up of breast cancer survivors with post-mastectomy pain syndrome. *British journal of cancer, 92*(2), 225-230.

Makluf, A. S. D., Dias, R. C., & Barra, A. D. A. (2006). Avaliação da qualidade de vida em mulheres com câncer de mama. *Revista brasileira de cancerologia, 52*(1), 49-58.

Marino Jr, R. O. O. (1999). o moderno Hipócrates. *São Paulo: CLR Balieiro.*

Marques, L. F. (2003). A saúde e o bem-estar espiritual em adultos porto-alegrenses. *Psicologia: ciência e profissão, 23*(2), 56-65.

Martinez, M. C., Paraguay, A. I. B. B., & Latorre, M. R. D. O. (2004). Relação entre satisfação com aspectos psicossociais e saúde dos trabalhadores. *Rev Saúde Pública, 38*(1), 55-61.

McCord, G., Gilchrist, V. J., Grossman, S. D., King, B. D., McCormick, K. F., Oprandi, A. M., ... & Srivastava, M. (2004). Discussing spirituality with patients: a rational and ethical approach. *The Annals of Family Medicine,2*(4), 356-361.

McWilliams, L. A., Goodwin, R. D., & Cox, B. J. (2004). Depression and anxiety associated with three pain conditions: results from a nationally representative sample. *Pain, 111*(1), 77-83.

Millan, M. J. (1999). The induction of pain: an integrative review. *Progress in neurobiology, 57*(1), 1-164.

Minayo, M. C. D. S., Hartz, Z. M. D. A., & Buss, P. M. (2000). Qualidade de vida e saúde: um debate necessário. *Ciênc saúde coletiva, 5*(1), 7-18.

Mitchell, A. J., Chan, M., Bhatti, H., Halton, M., Grassi, L., Johansen, C., & Meader, N. (2011). Prevalence of depression, anxiety, and adjustment disorder in oncological, haematological, and palliative-care settings: a meta-analysis of 94 interview-based studies. *The lancet oncology, 12*(2), 160-174.

Mitchell, A. J., Ferguson, D. W., Gill, J., Paul, J., & Symonds, P. (2013). Depression and anxiety in long-term cancer survivors compared with spouses and healthy controls: a systematic review and meta-analysis. *The Lancet Oncology, 14*(8), 721-732.

Narayanasamy, A., & Owens, J. (2001). A critical incident study of nurses' responses to the spiritual needs of their patients. *Journal of advanced nursing, 33*(4), 446-455.

Nascimento, L. C., Oliveira, F. C. S. D., Moreno, M. F., & Silva, F. M. D. (2010). Cuidado espiritual: componente essencial da prática da enfermeira pediátrica na oncologia. *Acta Paul Enferm, 23*(3), 437-40.

Nissen, M. J., Swenson, K. K., Ritz, L. J., Farrell, J. B., Sladek, M. L., & Lally, R. M. (2001). Quality of life after breast carcinoma surgery. *Cancer,91*(7), 1238-1246.

Oliveira, J, De S, Bressan, J. (2010). Tecido adiposo como regulador da Inflamação e da Obesidade. *EFDeportes.com, Revista Digital.* Buenos Aires, Año 15, N° 150, Noviembre. http://www.efdeportes.com/.

Oliveira, M. R. D., & Orsini, M. (2008). Escalas de avaliação da qualidade de vida em pacientes brasileiros após acidente vascular encefálico. *Revista de Neurociência*, 1-7.

Otis-Green, S., Sherman, R., Perez, M., & Baird, R. P. (2002). An Integrated Psychosocial-Spiritual Model for Cancer Pain Management. *Cancer Practice,10*(s1), s58-s65.

Paloutzian, R, Ellison, C. Loneliness, spiritual well-being and the quality of life. (1982). In: Peplau D, Perlman D. Loneliness: a sourcebook of current theory, research and therapy. New York: *John Wiley and Sons*, p. 224-35.

Patrão-Neves, M. C. (2002). A bioética ea sua exigência de fundamentação: contributos para a bioética em Portugal. *Lisboa: Edições Cosmos*, 137-59.

Pellegrino, E. D. (1989). Teaching medical ethics: some persistent questions and some responses. *Academic medicine, 64*(12), 701-3.

Pellegrino, E. D. (2002). Medicine today: Its Identity, its Role and the Role of Physicians.

Peres, M. F., Arantes, A. C. L. Q., Lessa, P. S., & Caous, C. A. (2007). A importância da integração da espiritualidade e da religiosidade no manejo da dor e dos cuidados paliativos. *Revista de Psiquiatria clínica, 34*(1), 82-87.

Pessini, L. (2009). Humanização da dor e sofrimento humanos no contexto hospitalar. *Revista Bioética, 10*(2).

Pessini, L., & Bertachini, L. (2004). *Humanização e cuidados paliativos*. Edições Loyola.

Pessini, L., Barchifontaine, C. D. P., Costa, S. I. F., Garrafa, V., & Oselka, G. (1998). Bioética: do principialismo à busca de uma perspectiva latino-americana. *Costa SI, Garrafa V, Oselka G.(edits). Iniciação à Bioética. Brasil: Conselho Federal de Medicina*, 81-98.

Peuckmann, V., Ekholm, O., Rasmussen, N. K., Groenvold, M., Christiansen, P., Møller, S., ... & Sjøgren, P. (2009). Chronic pain and other sequelae in long-term breast cancer survivors: Nationwide survey in Denmark. *European journal of pain, 13*(5), 478-485.

Pfarma:http://pfarma.com.br/noticia-setor-farmaceutico/mercado/876-10-medicamentos-genericos-mais-consumidos-2011.html, acesso 09/11/13.

Pimenta, C.A.M, Koizumi, M.S, Teixeira, J. (1997). Dor no doente com câncer: característica e controle. *Rev Bras Cancerol.* 43(1): 21-44. Disponível em: http://www.inca.org.br/rbc/n_43/v1/artigo2_completo.html, Acessado 09 de novembro de 2013.

Pompeu, J. M.; Mneneses, L. C. (2008). Estudo comparativo da qualidade de vida em pacientes com Doenças de Parkinson Idiopatica praticantes de atividades físicas e não 65 praticantes. 102 f. Trabalho de Conclusão de curso (Graduação em Fisioterapia) - Universidade da Amazônia, Belém, Pá, 2008.

Puchalski, C. M. (2001). The role of spirituality in health care. *Proceedings (Baylor University. Medical Center)*, *14*(4), 352.

Quintana, A. M., Santos, L. H. R., Russowsky, I. L., & Wolff, L. R. (1999). Negação e estigma em pacientes com câncer de mama. *Rev Bras Cancerol*,*45*(4), 45-52.

Rangel, O., & Telles, C. (2012). Tratamento da dor oncológica em cuidados paliativos. *Revista Hospital Universitário Pedro Ernesto*, *11*(2).

Report, Institut of Medicin, EUA, 2011.

Ribeiro Filho, F. F., Mariosa, L. S., Ferreira, S. R., & Zanella, M. T. (2006). Gordura visceral e síndrome metabólica: mais que uma simples associação.*Arq. bras. endocrinol. metab*, *50*(2), 230-238.

Rippentrop, A. E., Altmaier, E. M., Chen, J. J., Found, E. M., & Keffala, V. J. (2005). The relationship between religion/spirituality and physical health, mental health, and pain in a chronic pain population. *Pain*, *116*(3), 311-321..

Ross, L. (2006). Spiritual care in nursing: an overview of the research to date.*Journal of clinical nursing*, *15*(7), 852-862.

Saunders, C. (1995). A Response to Logue's" Where Hospice Fails--the Limits of Palliative Care".

Sgreccia, E. (1997). *Manual de bioética: II. aspectos médico-sociais.* Edições Loyola.

Sheppard, L. A., & Ely, S. (2008). Breast cancer and sexuality. *The Breast Journal*, *14*(2), 176-181.

Siedler, A. J., Backes, D. S., Palomino, I. M., Lemos, M. B., & Prestes, O. (2004). Humanização em ação: Sensibilizando os profissionais para o processo de humanização. *Boletim da Saúde*, *18*(2), 57-64.

Siegel, S. (1975). *Estatística não-paramétrica para as ciências do comportamento* (p. 12). São Paulo: McGraw-Hill.

Sinclair, S., Pereira, J., & Raffin, S. (2006). A thematic review of the spirituality literature within palliative care. *Journal of palliative medicine, 9*(2), 464-479.

Sinclair, S., Pereira, J., & Raffin, S. (2006). A thematic review of the spirituality literature within palliative care. *Journal of palliative medicine, 9*(2), 464-479.

Tavares, C. Q. (2013). Espiritualidade e bioética: prevenção da "violência" em instituições de saúde. *Revista Pistis Praxis, 5*(1).

Thuler, L. C. S., & Mendonça, G. A. (2005). Estadiamento inicial dos casos de câncer de mama e colo do útero em mulheres brasileiras. *Rev bras ginecol obstet, 27*(11), 656-60.

Trejo-Ochoa, J. L., Maffuz-Aziz, A., Said-Lemus, F. M., Dominguez-Reyes, C. A., Hernández-Hernández, B., Villegas-Carlos, F., &

Rodríguez-Cuevas, S. (2013). [Impact on quality of life with breast reconstructive surgery after mastectomy for breast cancer]. *Ginecologia y obstetricia de Mexico, 81*(9), 510-518.

Twycross, Robert - Cuidados paliativos. (2003). 2ª edição, *Climepsi Editores*, Lisboa, 2003.

Volcan, S. M. A., Sousa, P. L. R., Mari, J. D. J., & Horta, B. L. (2003). Relação entre bem-estar espiritual e transtornos psiquiátricos menores: estudo transversal. *Rev Saúde Pública, 37*(4), 440-5.

ANEXO1 – ESCALA DE BEM-ESTAR ESPIRITUAL (EBE)

Para cada uma das afirmações faça um X na opção que melhor indica o quanto você concorda ou discorda, enquanto descrição da sua experiência pessoal.

CT=concordo totalmente   CP=concordo parcialmente   CD=concordo mais que discordo
DC=discordo mais que concordo   DP=discordo parcialmente   DT=discordo totalmente

	CT	CP	CD	DC	DP	DT
1. Não encontro muita satisfação na oração pessoal com Deus						
2. Não sei quem sou, de onde vim ou para onde vou						
3. Creio que Deus me ama e se preocupa comigo						
4. Sinto que a vida é uma experiência positiva						
5. Acredito que Deus é impessoal e não se interessa por minhas situações cotidianas						
6. Sinto-me inquieta quanto ao meu futuro						
7. Tenho uma relação pessoal significativa com Deus						
8. Sinto-me bastante realizada e satisfeita com a vida						
9. Não recebo muita força pessoal e apoio de meu Deus						
10. Tenho uma sensação de Bem- estar a respeito do rumo que minha vida está tomando						
11. Acredito que Deus se preocupa com meus problemas						
12. Não aprecio muito a vida						
13. Não tenho uma relação pessoal satisfatória com Deus						
14. Sinto-me bem acerca do meu futuro						
15. Meu relacionamento com Deus ajuda-me a não sentir sozinha						
16. Sinto que a vida está cheia de conflito e infelicidade						
17. Sinto-me plenamente realizada quando entou em íntima comunhão com Deus						
18. A vida não tem muito sentido						
19. Minha relação com Deus contribui para minha sensação de bem-estar						
20. Acredito que existe algum verdadeiro propósito para minha vida						

ANEXO 2 – EVA – ESCALA VISUAL ANALÓGICA

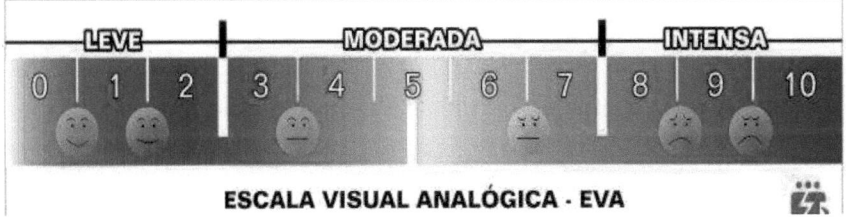

66

ANEXO 3

TERMO DE CONSENTIMENTO LIVRE E ESCLARECIDO

Eu,_____,

Nacioanalidade: Idade: Estado civil:

profissão: RG:

Endereço:

Estou sendo convidado a participar de um estudo denominado:**Impacto da espiritualidade na qualidade de vida e na Percepção da dor em mulheres com câncer de mama** cujos objetivos e justificativas são: Discutir o benefício que a espiritualidade traz para a minimização da dor e em sua qualidade de vida em pacientes com câncer de mama.

A minha participação no referido estudo será no sentido de ajudar a verificar se a humanizaçao no atendimento pelos profissionais de saúde e se o fato de desenvolver uma espiritualidade ajuda no enfrentamento da dor física e moral.

Fui alertado de que, da pesquisa a se realizar, posso esperar alguns benefícios, tais como: Colaborar para que os atendimentos dos profissionais de saúde sejam de forma humanizada, compreender os fatores que influenciam na percepção da dor e na minha qualidade de vida.

Recebi, por outro lado, os esclarecimentos necessários sobre os possíveis desconfortos e riscos decorrentes do estudo, levando-se em conta que é uma pesquisa, e os resultados positivos ou negativos somente serão obtidos após a sua realização. Assim, o paciente pode mesmo após ter concordado não querer responder as perguntas se sentir constrangido de alguma forma.

Estou ciente de que minha privacidade será respeitada, ou seja, meu nome ou qualquer outro dado ou elemento que possa, de qualquer forma, me identificar, será mantido em sigilo.

Também fui informado de que posso me recusar a participar do estudo, ou retirar meu consentimento a qualquer momento, sem precisar justificar, e de, por desejar sair da pesquisa, não sofrerei qualquer prejuízo à assistência que venho recebendo. Foi-me esclarecido, igualmente, que eu posso optar por métodos alternativos ,que são: não se aplica ao estudo. Os pesquisadores envolvidos com o referido projeto são Eliana Rezende Adami, Waldir Souza e Cícero Andrade Urban da PUC-PR (Pontifícia Universidade Católica do PR) com eles poderei manter contato pelos telefones 41 9861 0199 ou 3154 1406. É assegurada a assistência durante toda pesquisa, bem como me é garantido o livre acesso a todas as informações e esclarecimentos adicionais sobre o estudo e suas consequências, enfim, tudo o que eu queira saber antes, durante e depois da minha participação.

Enfim, tendo sido orientado quanto ao teor de todo o aqui mencionado e compreendido a natureza e o objetivo do já referido estudo, manifesto meu livre consentimento em participar, estando totalmente ciente de que não há nenhum valor econômico, a receber ou a pagar, por minha participação.

No entanto, caso eu tenha qualquer despesa decorrente da participação na pesquisa, haverá ressarcimento na forma seguinte: não se aplica ao estudo. De igual maneira, caso ocorra algum dano decorrente da minha participação no estudo, serei devidamente indenizado, conforme determina a lei.

Em caso de reclamação ou qualquer tipo de denúncia sobre este estudo devo ligar para o CEP PUCPR (41) 3271-2292 ou mandar um *email* para nep@pucpr.br

Curitiba,   de   de 2014.

Nome e assinatura do sujeito da pesquisa

Eliana Rezende Adami
Waldir Souza (orientador)
Cícero Urban Andrade (coorientador)

68

ANEXO 4

VERSÃO BRASILEIRA DO QUESTIONÁRIO DE QUALIDADE DE VIDA: SF-36

1- Em geral você diria que sua saúde é:

Excelente	Muito Boa	Boa	Ruim	Muito Ruim
1	2	3	4	5

2- Comparada há um ano atrás, como você se classificaria sua saúde em geral, agora?

Muito Melhor	Um Pouco Melhor	Quase a Mesma	Um Pouco Pior	Muito Pior
1	2	3	4	5

3- Os seguintes itens são sobre atividades que você poderia fazer atualmente durante um dia comum. Devido à sua saúde, você teria dificuldade para fazer estas atividades? Neste caso, quando?

Atividades	Sim, dificulta muito	Sim, dificulta um pouco	Não, não dificulta de modo algum
a) Atividades Rigorosas, que exigem muito esforço, tais como correr, levantar objetos pesados, participar em esportes árduos.	1	2	3
b) Atividades moderadas, tais como mover uma mesa, passar aspirador de pó, jogar bola, varrer a casa.	1	2	3
c) Levantar ou carregar mantimentos	1	2	3
d) Subir vários lances de escada	1	2	3
e) Subir um lance de escada	1	2	3
f) Curvar-se, ajoelhar-se ou dobrar-se	1	2	3
g) Andar mais de 1 quilômetro	1	2	3
h) Andar vários quarteirões	1	2	3
i) Andar um quarteirão	1	2	3
j) Tomar banho ou vestir-se	1	2	3

4- Durante as últimas 4 semanas, você teve algum dos seguintes problemas com seu trabalho ou com alguma atividade regular, como conseqüência de sua saúde física?

	Sim	Não
a) Você diminuiu a quantidade de tempo que se dedicava ao seu trabalho ou a outras atividades?	1	2
b) Realizou menos tarefas do que você gostaria?	1	2
c) Esteve limitado no seu tipo de trabalho ou a outras atividades.	1	2
d) Teve dificuldade de fazer seu trabalho ou outras atividades (p. ex. necessitou de um esforço extra).	1	2

5- Durante as últimas 4 semanas, você teve algum dos seguintes problemas com seu trabalho ou outra atividade regular diária, como conseqüência de algum problema emocional (como se sentir deprimido ou ansioso)?

	Sim	Não
a) Você diminuiu a quantidade de tempo que se dedicava ao seu trabalho ou a outras atividades?	1	2
b) Realizou menos tarefas do que você gostaria?	1	2
c) Não realizou ou fez qualquer das atividades com tanto cuidado como geralmente faz.	1	2

6- Durante as últimas 4 semanas, de que maneira sua saúde física ou problemas emocionais interferiram nas suas atividades sociais normais, em relação à família, amigos ou em grupo?

De forma nenhuma	Ligeiramente	Moderadamente	Bastante	Extremamente
1	2	3	4	5

7- Quanta dor no corpo você teve durante as últimas 4 semanas?

Nenhuma	Muito leve	Leve	Moderada	Grave	Muito grave
1	2	3	4	5	6

8- Durante as últimas 4 semanas, quanto a dor interferiu com seu trabalho normal (incluindo o trabalho dentro de casa)?

De maneira alguma	Um pouco	Moderadamente	Bastante	Extremamente
1	2	3	4	5

9- Estas questões são sobre como você se sente e como tudo tem acontecido com você durante as últimas 4 semanas. Para cada questão, por favor dê uma resposta que mais se aproxime de maneira como você se sente, em relação às últimas 4 semanas.

	Todo Tempo	A maior parte do tempo	Uma boa parte do tempo	Alguma parte do tempo	Uma pequena parte do tempo	Nunca
a) Quanto tempo você tem se sentindo cheio de vigor, de vontade, de força?	1	2	3	4	5	6
b) Quanto tempo você tem se sentido uma pessoa muito nervosa?	1	2	3	4	5	6
c) Quanto tempo você tem se sentido tão deprimido que nada pode anima-lo?	1	2	3	4	5	6
d) Quanto tempo você tem se sentido calmo ou tranqüilo?	1	2	3	4	5	6
e) Quanto tempo você tem se sentido com muita energia?	1	2	3	4	5	6
f) Quanto tempo você tem se sentido desanimado ou abatido?	1	2	3	4	5	6
g) Quanto tempo você tem se sentido esgotado?	1	2	3	4	5	6
h) Quanto tempo você tem se sentido uma pessoa feliz?	1	2	3	4	5	6
i) Quanto tempo você tem se sentido cansado?	1	2	3	4	5	6

10- Durante as últimas 4 semanas, quanto de seu tempo a sua saúde física ou problemas emocionais interferiram com as suas atividades sociais (como visitar amigos, parentes, etc)?

Todo Tempo	A maior parte do tempo	Alguma parte do tempo	Uma pequena parte do tempo	Nenhuma parte do tempo
1	2	3	4	5

11- O quanto verdadeiro ou falso é cada uma das afirmações para você?

	Definitivamente verdadeiro	A maioria das vezes verdadeiro	Não sei	A maioria das vezes falso	Definitiva-mente falso
a) Eu costumo obedecer um pouco mais facilmente que as outras pessoas	1	2	3	4	5
b) Eu sou tão saudável quanto qualquer pessoa que eu conheço	1	2	3	4	5
c) Eu acho que a minha saúde vai piorar	1	2	3	4	5
d) Minha saúde é excelente	1	2	3	4	5

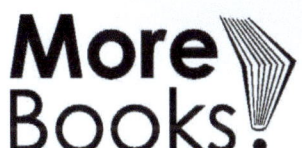
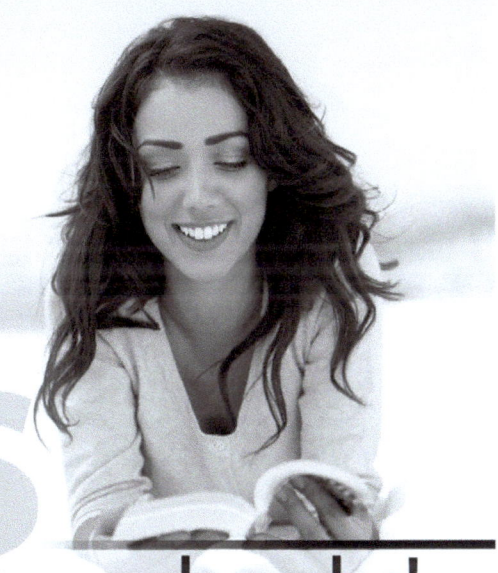
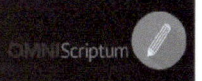

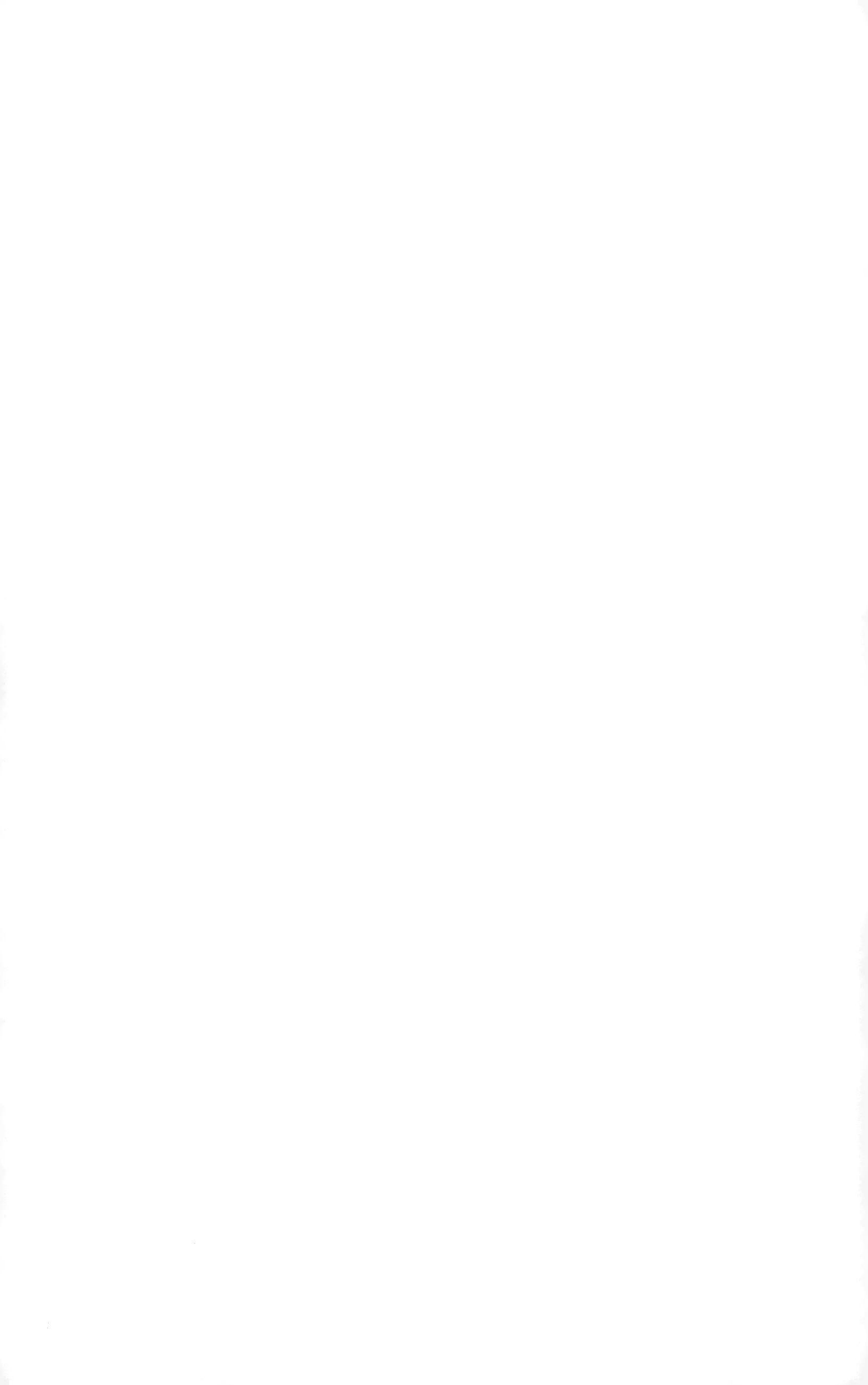

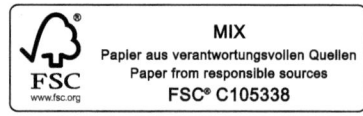
Printed by Books on Demand GmbH, Norderstedt / Germany